ENCYCLOPÉDIE

PORTATIVE,

OU

RÉSUMÉ UNIVERSEL

des sciences, des lettres et des arts.

MÉDECINE.

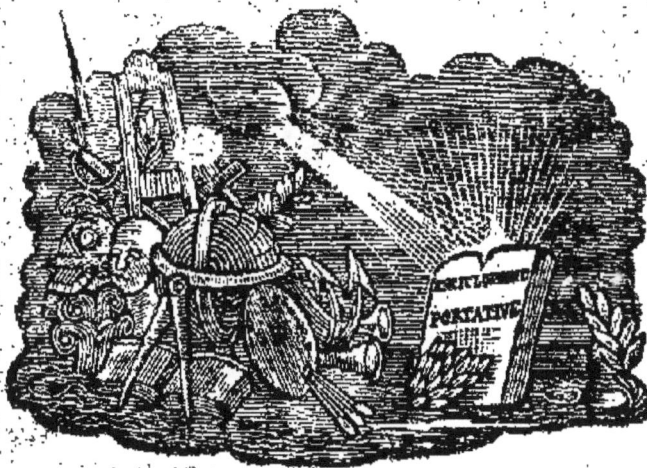

BRUXELLES,

GALAUD ET COMPe., LIBRAIRES-ÉDITEURS,

LONGUE-RUE-NEUVE, Nº 280.

1826.

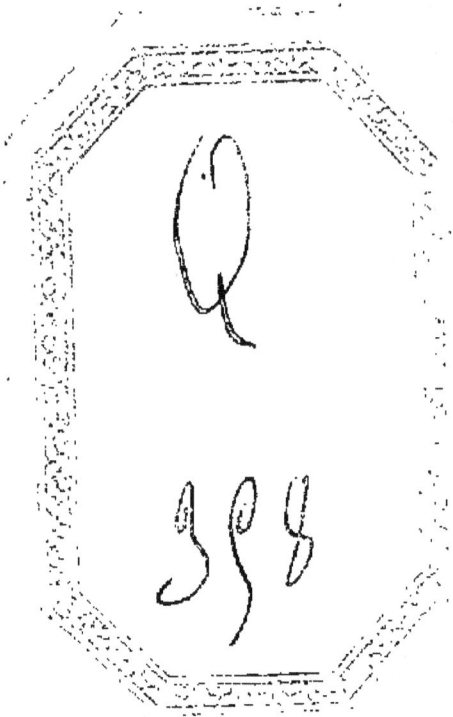

ENCYCLOPÉDIE

portative,

OU

RÉSUMÉ UNIVERSEL

des sciences, des lettres et des arts,

EN UNE COLLECTION

DE

TRAITÉS SÉPARÉS;

PAR UNE SOCIÉTÉ DE SAVANS

ET DE GENS DE LETTRES,

Sous les auspices de MM. DE BARANTE, DE BLAINVILLE, CHAMPOLLION, CORDIER, CUVIER, DEPPING, C. DUPIN, ETRIÈS, DE FÉRUSSAC, DE GÉRANDO, JOMARD, DE JUSSIEU, LAYA, LETRONNE, QUATREMÈRE DE QUINCY, THÉNARD, et autres savans illustres;

ET SOUS LA DIRECTION

DE M. C. BAILLY DE MERLIEUX,

Avocat à la Cour Royale de Paris, membre de plusieurs sociétés savantes, auteur de divers ouvrages sur les sciences, etc., etc.

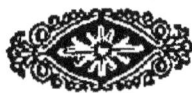

Scientia est amica omnibus.
PLATON.

BRUXELLES,

Auguste Wahlen,

IMPRIMEUR DE LA COUR.

MÉDECINE.

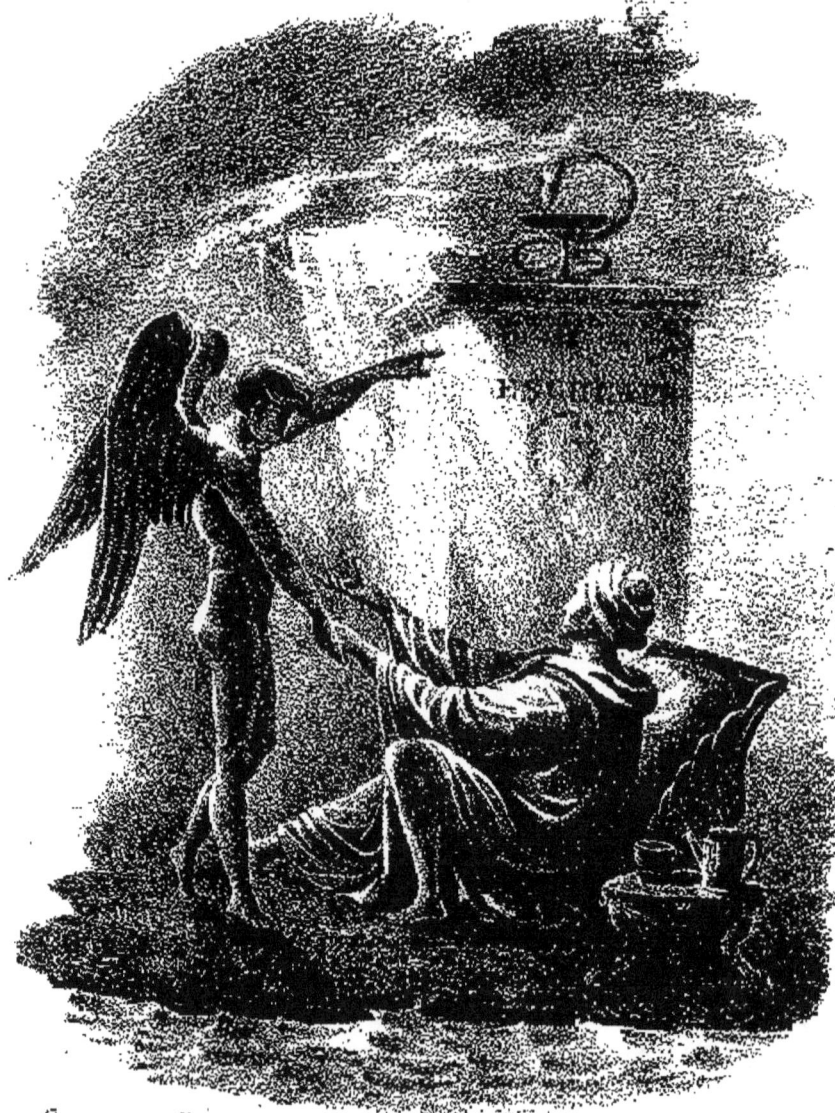

Lith. de Dewasme

Art sublime, art divin,
Accepte le tribut de la reconnaissance!

DELILLE.

RÉSUMÉ

COMPLET

DE MÉDECINE

ou

DE PATHOLOGIE INTERNE,

Présentant la doctrine générale des maladies ; précédé d'une INTRODUCTION HISTORIQUE et terminé par la BIOGRAPHIE des médecins les plus célèbres, une BIBLIOGRAPHIE et un VOCABULAIRE.

PAR FÉLIX VACQUIÉ,

Docteur-médecin, membre de la Société médicale d'émulation et de la Société de médecine pratique de Paris, correspondant de la Société d'agriculture, sciences et arts d'Agen, etc., etc.

Elle guérit quelquefois, soulage souvent, et console toujours.

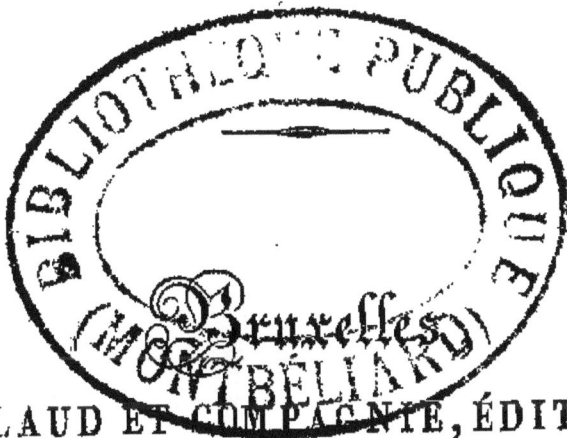

GALAUD ET COMPAGNIE, ÉDITEURS.

LONGUE-RUE-NEUVE, N° 280.

1826.

TABLE

DES MATIÈRES.

DEUXIÈME PARTIE.

TROISIÈME PARTIE.

FIN DE LA TABLE.

AVERTISSEMENT.

Les Ouvrages de *médecine populaire* sont trop justement tombés dans le mépris, pour qu'on puisse seulement nous prêter l'idée d'avoir voulu offrir au public un livre de ce genre. Il faut laisser aujourd'hui à la foule ignorante et crédule de pareilles rapsodies, qui sont comme un tribut que la médiocrité intrigante perçoit sur ses faiblesses. A l'exemple du poète latin, n'écrivant que pour cette portion éclairée, réfléchie de la société, qui plaint ou ignore les sottises du vulgaire, l'auteur n'avait ni des passions à flatter, ni des erreurs à entretenir; aussi son but devait-il être différent. A quel esprit droit voudrait-on d'ailleurs persuader maintenant qu'il suffit d'avoir lu quelques centaines de pages et de s'être mis un certain nombre de formules dans la mémoire, pour être en état de pratiquer la médecine à peu près avec autant de succès que les hommes qui, après avoir passé la moitié de leur vie à étudier l'organisation humaine dans les amphithéâtres, les

cours publics, les hôpitaux, en partagent ensuite le reste entre les travaux assidus du cabinet et les enseignemens difficiles de la pratique?
Pour nous, trop de respect nous est inspiré
par nos lecteurs, pour leur faire une pareille
injure !

Mais si votre livre n'enseigne pas, dira-t-on,
à se traiter soi-même, et ne permet, en aucune
manière, *de se passer de médecin*, à quoi peut
donc être utile un *Résumé de Pathologie à
l'usage des gens du monde ?* Détruire des idées
fausses et combattre des préjugés absurdes,
serait sans doute déjà un but assez louable ;
mais on n'a pas dû se borner dans une aussi
étroite sphère. Autant il convient d'interdire la
partie essentiellement pratique de la science
aux hommes qui ne sont pas exclusivement
voués à son culte, autant ses principes, le
dogme, s'il est permis de s'exprimer ainsi, gagnera à être de plus en plus connu de tout ce
qui est capable de comprendre et d'apprécier
les élémens d'une doctrine scientifique.

Jusqu'aux temps modernes, celles des médecins, fondées sur des vues purement métaphysiques, ou sur des hypothèses non moins frivoles, empruntées à des sciences voisines mais plus ou moins étrangères, n'étaient guère propres à jouir de cet avantage, dont les eût seul privées un langage obscur et barbare. Mais la médecine devait profiter à son tour de l'heureuse clarté qui rend aujourd'hui si simples et en même temps si féconds les principes de toutes les connaissances humaines. La Physique et la Chimie ne sont pas depuis bien long-temps ce que nous les voyons en ce moment, c'est-à-dire fixes dans leurs idées fondamentales, et sûres dans leurs résultats; elles eurent aussi leurs illusions et leurs erreurs, à commencer par les rêves de l'astrologie et la folie du grand-œuvre. Faut-il donc s'étonner que celle de toutes les sciences qui touche de plus près à notre bonheur, dont l'imagination modifie si souvent les élémens, ait plus qu'une autre éprouvé cette influence des passions ou des erreurs humaines? Mais, parce que les médecins se sont égarés tant de fois à la poursuite de la vérité, devaient-ils renoncer à l'espoir de jamais l'atteindre? Étrange manière de raisonner, que de

2.

vouloir enchaîner le présent au passé, sans
tenir compte des changemens et des progrès
que chaque jour introduit dans le domaine de
l'esprit humain! En effet, les principes de morale et d'ordre social seuls sont immuables,
parce que ce qui est bien quelque part ne peut
être mal ailleurs, et que les idées du juste et
de l'injuste sont les mêmes partout. Mais lorsqu'il s'agit de faits particuliers à recueillir, de
phénomènes plus ou moins obscurs à observer, on doit nécessairement s'attendre à des
modifications dans la manière de les interpréter, tant qu'on ne pourra pas dire que les faits
connus ont été retracés avec pleine exactitude,
ou contredits par de nouvelles découvertes.
Ce qui ne variera plus, une fois arrêté sur
des bases certaines, c'est l'art d'observer, ou
les méthodes qui sont, comme on l'a dit, le
levier le plus puissant pour l'exploration de la
nature.

On est forcé de convenir que c'est tout récemment que le véritable esprit d'observation a
été introduit dans la médecine. Un tel aveu
n'attaque en rien l'importance des services que

d'illustres praticiens ont rendus de tout temps
à l'humanité, ni la gloire que des ouvrages
justement estimés procurèrent à leurs auteurs.
Le propre du génie, c'est de porter dans toutes
ses productions un caractère de solidité que ne
détruit point la rapide succession des âges. Il
faut seulement observer qu'au milieu de tant
de données précieuses, aucun frein n'avait été
imposé à l'imagination ; ainsi que dans les
sciences philosophiques, le sceptre médical était
à la merci du plus ingénieux ou du plus habile. En rattachant tous leurs travaux et toutes
leur recherches à un terme aussi sûr que l'organisation dans l'état sain et malade, les médecins modernes ont considérablement rétréci le
cercle des illusions ou des hypothèses, et ont
donné aux principes de leur art, la fixité, seul
et véritable caractère scientifique.

Tel est le point de vue sous lequel on s'est
proposé de considérer *la Pathologie* dans cet
ouvrage. On conçoit qu'une description fidèle
de toutes les maladies ne pouvait être comprise
dans son cadre, car un pareil travail eût été
aussi fatigant que superflu. Cependant il ne

fallait pas non plus faire d'une exposition didactique un tableau abstrait et pour ainsi dire idéal, qui, n'étant basé sur rien, fût demeuré sans intérêt comme sans application. Les faits particuliers ou les exemples à l'appui des principes, ont donc été accumulés, en quelque sorte, et nous ne craignons pas de dire qu'il n'en est pas un seul qui ne soit éclairci ou justifié par ce genre de preuves. A la faveur de ce mode d'exposition, on a pu éviter la monotonie des descriptions, et donner à cet ouvrage un certain charme de style. Le lecteur suivra sans peine la comparaison des idées médicales plus ou moins anciennes avec celles des modernes, et sera conduit naturellement à des conséquences nombreuses très - variées. Afin qu'il pût rattacher toutes les notions particulières à un système général ou d'ensemble, l'ouvrage est terminé par un Tableau Synoptique renfermant le plus grand nombre des maladies, et faisant entrevoir l'étendue entière du cadre nosologique.

Toutes les branches de l'art de guérir sont souvent enveloppées dans l'acception générale du mot *Médecine*; mais, dans le sens propre, ce mot n'embrasse que l'étude des maladies qui affectent les tissus et les organes intérieurs de l'homme, et dès-lors il est le synonyme du mot scientifique *Pathologie interne*, dont il était nécessaire de préciser la valeur. Telles sont donc les limites du sujet traité dans ce volume; les autres embranchemens de la médecine en général appartiennent à d'autres traités, dont on peut voir la division dans le premier volume du *Cours des sciences médicales*. Conformément au plan général de l'ENCYCLOPÉDIE PORTATIVE, ce *Résumé* est terminé par le VOCABULAIRE des mots techniques employés dans le texte, formant en même temps Table alphabétique et analytique, et renfermant la synonymie du langage médical. Il contient également une BIOGRAPHIE et une BIBLIOGRAPHIE. Les lettres *italiques* renvoient à ces appendices, ainsi qu'au TABLEAU SYNOPTIQUE, sans ralentir la marche du discours et l'enchaînement des idées, et, de la sorte, la lumière qui se concentre par la réflexion de ces foyers, devient moins fatigante et plus vive. Les articles biographiques et bibliographiques avaient dans cet Ouvrage un haut degré d'importance et d'intérêt; aussi l'auteur a mis à contribution le talent et l'amitié de M. BOISSEAU. Indiquer aux médecins l'auteur de la *Pyréthologie physiologique*, aux littérateurs et aux érudits celui de tant d'articles lumineux et piquans du Dictionnaire abrégé des sciences médicales, de la Biographie médicale et de journaux de médecine, c'est garantir suffisamment le mérite et l'exactitude de ces notices. Le lecteur y verra une nouvelle preuve du zèle et, s'il est permis de le dire, de la sollicitude qui animent tous les collaborateurs de l'ENCYCLOPÉDIE PORTATIVE.

C. B. D. M.

RÉSUMÉ

DE PATHOLOGIE

INTERNE.

INTRODUCTION HISTORIQUE.

Si les sciences méritent en général d'occuper les loisirs de l'homme studieux, celle qui, veillant à sa conservation, même avant qu'il ait vu le jour, l'accompagne dans toutes les situations de la vie, a surtout des droits à sa prédilection. On n'agite plus la question jadis si controversée de l'utilité de la médecine, parce que les maladies se trouvant comprises dans les dispositions de la nature animée, de même que les orages et les autres vicissitudes de l'atmosphère sont la conséquence des lois physiques, il est dans l'essence du cœur humain de chercher à prévenir ou à réparer leurs suites. Une heureuse compensation a mis les moyens de combattre les inconvéniens de la vie sociale, auxquels d'ailleurs est loin d'échapper tout-à-fait la vie sauvage, dans les développemens et les bienfaits de la civilisation elle-même. A l'art de guérir surtout appartient cette salutaire influence ; et quand un écrivain a dit : « qu'elle guérit quelquefois, soulage souvent et console toujours, » la médecine a été aussi heureusement qu'exactement définie.

On a fait beaucoup de conjectures sur son origine. Mais n'est-il pas évident qu'elle doit être aussi ancienne que l'homme ; car, si vivre et souffrir sont deux conditions inséparables, le désir d'être soulagé n'est pas moins naturel. Le moyen de supposer qu'un être sensible et compatissant ait pu voir son semblable menacé de périr par un accident quelconque, une blessure, une hémorrhagie, sans chercher à le secourir par tous les moyens qu'il a pu imaginer ! Chez quelques peuplades sauvages, les fils sont, dit-on, chargés de mettre fin aux jours de leurs pères, pour éviter à ces derniers les peines et les infirmités de la vieillesse. Un pareil fait, s'il était bien prouvé, montrerait le prix que doivent nécessairement attacher à une santé robuste, des hommes habitués à n'estimer que les forces physiques. Il ferait pressentir aussi le soin que ces hommes doivent apporter à conserver ou à rétablir ces forces, tant que l'espoir ne leur en est pas ôté par les progrès de l'âge. Il est aisé de sentir, dans cette opinion, que ce qui frappe immédiatement les sens, dut aussi faire naître les premières alarmes et inspirer les premières pratiques médicales. Ainsi, la disposition morale et les habitudes physiques de l'homme s'accorderaient pour donner la priorité d'origine à la CHIRURGIE (1), s'il n'était plus raisonnable encore de penser que, dans l'enfance des sociétés, la même main réunissait toutes les branches de l'art.

Mais peut-on donner ce titre à la transmission héréditaire et à l'application incertaine de quelques recettes empiriques dont l'administration n'était dirigée par aucun principe, ni soumise à aucune règle? La connaissance d'un petit nombre de *simples* formait toute la science de ces temps reculés, et le type de l'art consis-

(1) Voyez le Résumé de cette partie du Cours.

tait à en composer quelques *baumes*. Pour tout le reste, les patiens étaient presque livrés à leurs appétits et à leurs inspirations instinctives. Un usage qu'on trouve chez toutes les nations le plus anciennement civilisées, c'était d'exposer les malades dans les rues, afin de recueillir l'avis des passans sur la nature de leurs affections et sur les remèdes propres à les combattre. La superstition, qui naît toujours de l'ignorance, ne pouvait manquer de mêler ses spéculations et ses chimères au vague des premières recherches scientifiques. Aussi, accusa-t-on les maladies d'être l'effet de la colère des dieux, et leurs ministres se trouvèrent chargés naturellement de les traiter, ce qui leur donnait encore occasion de fortifier et d'étendre leur empire.

Les Grecs, qui tirèrent toutes leurs connaissances de l'Égypte, où la médecine mystique dominait de temps immémorial, avaient plusieurs divinités qu'on invoquait dans les maladies. La plus célèbre était *Esculape*, qu'on adorait particulièrement à Épidaure. Leur Hermès ou Mercure a la plus grande analogie avec

le Bacchus des Indiens, et même avec Moïse
chez les Hébreux. On trouve dans les monumens des Chaldéens et des Chinois, l'indication
des honneurs divins rendus également à d'illustres bienfaiteurs de l'humanité. Les rois et
les guerriers célèbres ne dédaignaient pas de
cultiver l'art de guérir. Disciples du centaure
Chiron, ainsi que la plupart des héros qui for-
mèrent le siége de Troie, Achille et Patrocle se
montraient à la fois redoutables dans les champs
de Bellone, habiles à panser les plaies et à tirer
des sons harmonieux de la lyre. Au temps des
paladins et des troubadours, on vit aussi les
dames apprendre cet art salutaire, en sorte que
la même main qui avait noué l'écharpe ou ceint
l'épée des chevaliers, étanchait encore le sang de
leurs blessures. Dans les temps modernes, un mo-
narque célèbre et véritablement grand homme,
Pierre Alexiowitz, avait étudié la chirurgie avec
soin, et la pratiqua, dit-on, plusieurs fois sur
lès champs de bataille. Si de pareils services mé-
ritaient les honneurs de l'apothéose, la crainte
qui, suivant l'expression d'un écrivain philosophe, fit presque toujours les dieux, détermina

bien souvent encore ce culte. On le voit pour la fièvre à qui Rome païenne avait élevé des autels.

Du fond des temples, la médecine passa bientôt dans les travaux des philosophes, et devint l'objet de leurs recherches. Les écoles de la Grèce et de l'Italie virent briller tour-à-tour *Anaxagore*, *Thalès de Milet*, *Pythagore* et son disciple *Empédocle*, qui, indépendamment de leur fameuse théorie des nombres, s'attachèrent à régulariser la *diététique*. *Démocrite* d'Abdère, ainsi que son prédécesseur *Héraclite*, saisirent les premières lueurs de l'analyse et jetèrent les fondemens du système atomistique développé plus tard par *Épicure*. Il n'est pas permis d'oublier ici le nom de l'un des disciples de Pythagore, *Alcméon* de Crotone, qui, le premier, conçut l'idée des études anatomiques (1). Il fut forcé de la réaliser sur les animaux, à cause de préjugé dominant à l'égard des dépouilles humaines; préjugé qui d'ailleurs a sa racine dans ce que le cœur humain renferme de plus pur. Mais quoique les médi-

(1) Voyez le *Résumé d'Anatomie*.

tations de ces philosophes eussent déjà perdu le caractère des temps héroïques, elles appartiennent néanmoins par leur objet, aussi bien que par le rhythme poétique dont elles étaient ordinairement revêtues, à la PHYSIOLOGIE (1) plutôt qu'à la médecine proprement dite. Celle-ci cependant était déjà devenue le patrimoine de certaines familles. Au premier rang, l'histoire cite avec reconnaissance celle des Asclépiades, bien moins recommandable aux yeux des sages, par sa prétendue extraction d'Esculape, que pour avoir donné naissance à *Hippocrate*.

Avec cet homme immortel, qui mérita le surnom de *père de la médecine*, s'ouvre une ère nouvelle pour cette science. Il en suça, pour ainsi dire, les premiers élémens avec le lait maternel. L'île de Cos, sa patrie, possédait un temple dès long-temps célèbre par les cures que les prêtres d'Esculape, aïeux d'Hippocrate, étaient seuls en possession d'opérer. C'est sur les tables votives qui servaient à tracer la relation des maladies, et que les convalescens étaient

(1) Voyez le *Résumé de Physiologie*.

dans l'usage de suspendre dans le temple du Dieu, qu'il recueillit les premiers documens qui le dirigèrent dans l'investigation de la nature. Tandis que le raisonnement et les hypothèses avaient fait tout le fond des anciennes doctrines, Hippocrate voulut au contraire que l'observation fût l'unique base de ses principes; écartant d'ailleurs toute subtilité spéculative, ce qu'il appelait avec vérité : *porter la médecine dans la philosophie, et la philosophie dans la médecine.* Les histoires particulières de maladies, qu'il nous a léguées, sont autant de monumens des premiers travaux de l'esprit d'observation. Sa pratique fut simple comme sa vie entière; et l'heureux climat où il exerça son art lui permit d'apprécier tous les avantages de l'expectation. Familier d'ailleurs avec les grands principes de législation, de morale et de politique, il parcourut successivement l'Italie, l'Asie-Mineure et l'Égypte, afin de comparer l'influence des climats, de l'air, des eaux et du sol, ainsi que des gouvernemens propres à ces diverses contrées, sur la constitution physique et morale des peuples. Tant de connaissances, unies à ce que peuvent avoir de plus touchant la modestie et la vertu, ont fait justement dire à un écrivain, digne appréciateur des talens d'Hippocrate, « qu'il est douteux s'il a jamais existé un homme pourvu à un degré aussi éminent des qualités qui font le vrai citoyen, le grand philosophe, le sage médecin (1). »

La doctrine qu'il avait établie ne tarda pas à perdre de sa pureté entre les mains de ses successeurs. En s'écartant de la voie directe et sûre de la simple observation, ils se jetèrent dans des subtilités qui retardèrent long-temps les travaux utiles, et empêchèrent les grandes découvertes. Du mélange des deux ordres d'idées, naquit bientôt, sous l'influence de l'un des fils d'Hippocrate, la secte *dogmatique* qui se piquait d'allier les principes du platonisme aux données fournies par l'expérience. Les travaux de ces médecins n'eurent rien de remarquable, et qui ne dût être promptement effacé par ceux de la période brillante à laquelle touchaient l'anatomie et l'histoire naturelle. Honneur immortel au conquérant de l'Asie, qui, de son

(1) Barthez (Discours sur le génie d'Hippocrate).

char de victoire, ne dédaigna point d'envoyer à son illustre précepteur Aristote, les animaux et les objets les plus curieux des contrées qu'il avait parcourues! C'est sans doute à son auguste protection, que ces sciences furent redevables de l'essor rapide que leur imprima le génie profond d'un homme dont l'étonnante destinée est d'inspirer une admiration toujours croissante au milieu des progrès continus des sciences et de l'esprit humain.

Sous le règne heureux des Ptolémées, la ville d'Alexandrie devint bientôt le centre des lumières et des arts que secondaient leur protection éclairée et leur constante sollicitude. Cependant ce concours précieux fut moins favorable à la médecine qu'aux autres sciences et particulièrement à l'anatomie. Pendant que celle-ci s'enrichissait par les savantes recherches d'*Hérophile*, la pratique médicale demeurait soumise à l'arbitraire des opinions systématiques, et, la guérison célèbre d'Antiochus, fils du roi Séleucus, honore bien moins le talent médical d'*Érasistrate*, qu'elle ne montre la sagacité dont il fit preuve, en découvrant la cause du mal dans la passion du jeune prince pour sa belle-mère.

C'est à l'époque dont nous parlons que paraît remonter la première division des trois branches de l'art, qui furent désignées par les noms de *diététique*, ou médecine proprement dite, *chirurgie* et *pharmaceutique*. Mais la distinction ne fut bien rigoureusement établie qu'après la renaissance des lettres, lorsque l'Europe commença enfin à se dégager de l'ignorance et de la barbarie du moyen âge. L'exemple du philosophe Pyrrhon avait favorisé le règne de la secte *empirique*, qui, dédaignant les connaissances puisées dans l'anatomie et la physiologie, n'estimait que les résultats de l'expérience brute, se mettant de la sorte en opposition directe avec les *dogmatistes*, et incontestablement mieux placée dans le chemin de la vérité que ces derniers, dirigés uniquement par des vues spéculatives, si *Sérapion*, chef des empiriques, n'eût poussé le *scepticisme* jusqu'à l'ignorance.

Le plus grand avantage que Rome obtint par ses immenses conquêtes, fut sans doute d'avoir attiré dans son sein tous les hommes distingués.

3.

par la culture des arts, philosophes, rhéteurs, poètes, orateurs, médecins, qui en firent la capitale du monde civilisé, comme elle était la dominatrice de toutes les nations par ses victoires. Si pendant quatre cents ans ces républicains austères avaient pu se passer de médecins, se laissant mourir quand ils étaient pris de la fièvre, comme l'a dit Voltaire, nul doute que les ministres de cet art salutaire n'aient contribué à l'amélioration de leur existence, et même au lustre que Rome acquit par la réunion des savans en tout genre, après la soumission de la Grèce et de l'Asie.

Le premier système médical qui se présente à cette époque est celui des *méthodistes*, dont les fondemens furent jetés par *Thessalus de Tralles*, et développés par *Asclépiade*, contemporain et ami de Cicéron. Celui-ci fit la première application régulière de la doctrine d'Épicure à la théorie de la médecine; il prenait d'ailleurs pour règle dans la pratique cette maxime séduisante : qu'il faut guérir d'une manière *sûre, prompte et agréable* (1). Mais c'est sur-

(1) *Tutò, citò et jucundè.*

tout à *Thémison* qu'est due l'extension que prit ce nouveau système. Ce médecin divisa toutes les maladies en trois espèces ; celle du *strictum*, ou par resserrement ; celle du *laxum*, ou par relâchement ; et enfin celle du *mixtum*, provenant de la combinaison des deux premières. Parmi la foule d'idées hardies qui, reprises plus tard, ont conduit à des conséquences fécondes ; au milieu des procédés curatifs bizarres dont Thémison surchargea la pratique de la médecine, et au nombre desquels se trouvent la *métasyncrise*, et la fameuse *règle cyclique*, il est quelques moyens véritablement utiles, entre lesquels il suffit de citer les sangsues, dont il est constant que ce médecin fit le premier usage thérapeutique.

Pendant que les autres branches de l'art demeuraient dans un état presque stationnaire, *la matière médicale* voyait ses richesses s'accroître chaque jour. *Andromaque de Crète*, archiatre de l'empereur Néron, venait d'inventer la thériaque ; et, circonstance bien autrement importante que la composition d'un remède plus fameux par l'immense quantité de ses ingrédiens que par son utilité réelle, *Dioscoride* mettait au jour le seul traité complet de l'histoire des médicamens que nous aient transmis les anciens, et qui a servi de base à l'enseignement pendant dix-sept siècles. Pline l'ancien ajoutait aussi quelques substances avantageuses à l'ensemble de celles dont la pratique avait déjà sanctionné l'usage. Cependant la doctrine des *méthodistes*, qu'avaient illustrée plusieurs hommes célèbres, *Antonius Musa*, médecin d'Auguste, et *Celse*, cet élégant abréviateur d'Hippocrate, que la pureté de sa latinité fit surnommer *le Cicéron de la médecine*; la doctrine *des méthodistes*, disons-nous, penchait vers son déclin; et sur ses ruines s'élevait un nouveau système, celui *des pneumatistes*, créé par *Athénée*, et bientôt remplacé par celui de son disciple, *Agathinus* de Sparte, qui imposa à sa secte le nom *d'éclectique*, pour exprimer qu'elle recevait la lumière de toutes parts, sans acception de noms ni de principes. A cette secte paraît appartenir *Arétée* de Cappadoce, l'esprit médical le plus solide de ce temps, et qui a surtout le mieux rappelé dans ses écrits l'esprit et la manière hippocratiques. Il faut peut-être aussi ranger parmi les éclectiques *Galien* lui-même, qui présente seulement une affinité un peu plus marquée avec les pneumatistes, puisque sa théorie se composait des idées de Platon sur l'ame, et de celles d'Aristote sur les élémens.

L'illustre médecin de Pergame fit beaucoup plus pour l'avancement de l'anatomie, quoiqu'il ne paraisse guère l'avoir étudiée sur les cadavres humains, que pour l'art de guérir proprement dit, dont trop souvent il embarrassa la pratique. Doué d'ailleurs de la tête la plus vaste, à laquelle il n'est possible de comparer que celle de Boerhaave dans les temps modernes, Galien forme, pour ainsi dire, le dernier anneau de la chaîne d'esprits supérieurs qui, depuis Hippocrate, remplit cette brillante période de la médecine.

Après lui, la culture des arts se ressentit de plus en plus de la décadence de l'empire romain. La médecine en particulier tomba dans une sorte d'avilissement et d'oubli. A peine si, de loin en loin, elle vit naître quelques hommes qui, dans l'espace de dix ou douze siècles, firent luire de faibles étincelles de son ancienne splendeur. De ce nombre fut *Oribase*, de Pergame, médecin et ami de l'empereur Julien, qui lui devait le trône. *Aëtius* et *Alexandre de Tralles* brillèrent après lui d'un éclat mérité, bien que leurs écrits, du moins ceux du premier, ne soient guère que des compilations des travaux de Galien et d'Hippocrate. Cet état de dépérissement ne fit que s'accroître sous les empereurs de Constantinople; et peut-être la prise de cette ville par les Croisés eût éteint complètement toute notion, non-seulement de médecine, mais encore des autres sciences, si le feu sacré n'eût déjà trouvé ailleurs des mains capables de le ranimer et de l'entretenir.

C'est parmi les descendans des fanatiques soldats du calife Omar, incendiaires de la bibliothèque d'Alexandrie, qu'avait germé insensiblement le goût des lettres et des arts. Déjà, au septième siècle, Bagdad possédait un collége de médecins, fondé par Almanzor, et que son successeur Haroun-al-Raschild, ne cessa de combler de ses bienfaits. De toutes les contrées soumises à l'alcoran, l'Espagne est celle où les sciences furent le plus avantageusement cultivées. Mais la médecine retira moins de fruit de ce zèle studieux que quelques autres branches des connaissances humaines, et notamment la chimie et l'astronomie. On ne compte guère en effet que deux ou trois hommes distingués par un talent vraiment supérieur dans leur art, tels que *Rhasès*, à qui l'on doit les premières notions exactes sur la nature et le traitement de la *variole*. Au onzième siècle, *Avicenne* se fit une si grande réputation, qu'il fut surnommé *le prince des médecins*, quoiqu'il n'eût fait que copier les écrivains grecs, dont il paraît même n'avoir eu qu'une connaissance superficielle. Du reste, le fond de la doctrine médicale des Arabes était le *galénisme*, hérissé en outre de subtilités scolastiques, aussi peu utiles en théorie qu'était dangereuse dans la pratique leur vaine *polypharmacie*, dont on n'a extrait qu'un petit nombre de préparations médicamenteuses.

Toutes les nations de l'Europe étant alors plongées dans les ténèbres les plus profondes de l'ignorance et de la barbarie, la médecine s'était réfugiée dans les cloîtres, où son étude avait même été expressément ordonnée par un édit de Charlemagne. Dès-lors, les moyens curatifs ordinaires ne consistèrent plus qu'en procédés mystiques et en prières, auxquels les relations établies par les croisades avec les peuples d'Orient ajoutèrent les rêves de l'astrologie. Quelques partisans du grand œuvre, *Arnaud de Villeneuve* et son disciple *Raymond Lulle* essayèrent aussi de soumettre la pratique médicale au vague de leurs théories chimiques. L'école de Salerne, fondée par des bénédictins du pays de Naples, jouissait déjà cependant de quelque renommée dès les huitème et neuvième siècles. A cette époque, mais plus encore dans les siècles suivans, certaines maladies, telles que la lèpre, le scorbut, furent étudiées avec un nouveau soin, à la suite de quelques voyages de long cours. Plus tard, la même occasion s'offrit pour la *syphilis*, espèce de fléau qu'on crut long-temps importé du Nouveau-Monde, et qui, dès l'instant où il devint plus commun en raison des communications plus fréquentes.

des peuples, ouvrit à la médecine une carrière non moins vaste que celle qu'avait trouvée la chirurgie dans l'invention de la poudre à canon, vers le milieu du quatorzième siècle.

Le quinzième fut comme l'aurore des beaux jours qui se préparaient pour les sciences; il imprima également une heureuse direction à la médecine. Cette influence doit être rapportée d'un côté, à la découverte de l'imprimerie; de l'autre, à l'émigration en Italie des savans que l'invasion des Turcs força d'abandonner la Grèce. Bientôt le goût des bons auteurs de l'antiquité devint général, et on s'attacha à substituer leur doctrine aux erreurs et aux subtilités de l'arabisme, en même temps que l'apparition de quelques nouvelles maladies donnait plus d'extension à la pratique. Parmi les hommes qui se vouèrent ainsi au culte des anciens, il faut particulièrement citer les noms de *Cornaro*, *Houllier*, *Duret*, *Foës*, *Mercuriali* et *Fernel*, le Celse français, tous profonds et judicieux commentateurs, dont les travaux ont illustré le 16e siècle. Cependant le règne du mysticisme, loin d'être passé, reparaissait avec un nouvel éclat entre les mains du fameux *Paracelse*. La doctrine de cet enthousiaste, toute basée sur l'alchimie, la divination et l'astrologie, n'eut pas seulement pour fauteurs un vulgaire ignorant et superstitieux; mais d'illustres écrivains, des médecins éclairés se laissèrent entraîner par le faste de ses déclamations. Tels furent *Cardan*, Félix *Plater*, Jean *Bodin*, et plus tard *Baillon* lui-même, tout bon observateur et sage praticien qu'il était. La médecine hippocratique trouva néanmoins en lui un zélé propagateur, auquel ne tarda pas à se joindre *Sydenham*, surnommé l'Hippocrate anglais. Ainsi, avec un reste des jongleries du moyen âge, l'esprit médical de ce temps fut marqué par un retour vers l'observation pure et simple, et, indépendamment des noms que nous avons cités, cette direction des idées fut suivie par une foule d'auteurs également recommandables.

En imprimant une marche toute nouvelle à la méthode et à l'esprit de recherche dans les études scientifiques, les ouvrages de Bacon et de Descartes exercèrent une très-grande in-

fluence sur le développement des connaissan-
cer médicales. Toutefois, c'est à l'avancement
de l'anatomie et de la physiologie que contribua
le plus puissamment cette salutaire réforme,
et surtout le génie expérimental de Galilée.
En effet, pendant que la découverte de la circulation, la théorie de la vision enrichissaient
leur domaine, la pathologie tombait dans l'é-
cueil des hypothèses chimiques, où elle de-
meura quelque temps engagée. C'est par les rêveries de Paracelse que *Van Helmont* fut conduit à son système, moitié spiritualiste et moitié chimique, sur le mécanisme des fonctions
et la nature des maladies. Ce système se répan-
dit très-promptement en Allemagne, et Jacques
le Boë, dit *Sylvius*, en adopta surtout la seconde partie; bien moins digne par là de la
reconnaissance de la postérité, que pour avoir
créé à Leyde une école de clinique. On s'étonne
de rencontrer parmi les partisans de la théorie
des chimistes, des hommes que les habitudes
de la pratique médicale semblaient devoir en
garantir, tels que *Ramazzini*, dont on possède
des observations si judicieuses sur les maladies

en général, et en particulier sur celles des arti-
sans. Cette doctrine était parvenue au plus haut
degré de crédit en France et en Italie, au moment où elle allait succomber aux attaques de
ses deux adversaires les plus redoutables, Fr.
Hoffman et H. *Boerhaave*.

La théorie médicale eut toutefois une nouvelle usurpation à subir avant d'être dominée
par ces deux illustres écrivains. Tandis que na-
guère on ne voyait que *fermentation, acidifi-
cation* ou *alcalescence,* en un mot qu'actions
chimiques dans la nature des maladies, alors au
contraire, ce fut la mécanique qui donna la clé
de tous les phénomènes. *Borelli* doit être considéré comme le fondateur de cette école, qui
compta dans ses rangs *Bellini, Baglivi* et *Sanc-
torius,* dont les recherches statiques sur la
transpiration insensible avaient précédé les premiers travaux de Borelli lui-même. Dans l'esprit des mécaniciens, le corps était considéré
comme une machine inerte, composée de leviers,
de poulies, de canaux, au moyen desquels tous
les actes organiques s'accomplissent comme dans
les instrumens de la mécanique ordinaire.

Boerhaave crut trouver dans le rapproche-
ment de toutes ces doctrines opposées, une voie
plus propre à embrasser l'ensemble des actes
du corps vivant, soit dans l'état de santé, soit
dans l'état de maladie. Son système qui régna
si long-temps d'une manière presqu'exclusive,
n'était ainsi qu'une sorte *d'éclectisme*, une fusion souvent choquante de la plupart des anciennes théories. Dans le même temps, un homme,
à la fois grand chimiste, et penseur profond,
Stahl, se rapprochant des idées de Platon, éta-
blissait l'édifice de la science sur des bases entièrement opposées, et donnait à l'ame la direction de tous les actes de l'économie. Ce sont
ces idées qui, diversement travesties dans leur
passage par la filière des écoles, ont donné
naissance, chez nous, aux ouvrages de *Barthez*, de *Grimaud*, de *Lacaze*, de *Bordeu*, à
la secte *des spiritualistes* en un mot, à laquelle
le dernier de ces auteurs n'appartient pas tout
entier cependant, puisque ses principes fonda-
mentaux subsistent presque intégralement encore aujourd'hui.

Dans la doctrine de Boerhaave, l'altération

primitive des humeurs, avait une part extrêmement étendue sur la production des maladies. Cette manière de voir était une suite des
théories chimiques plus ou moins déguisées ,
et devint la base des idées professées par les
médecins qu'on désigna depuis par l'épithète
d'*humoristes*. Ceux-ci voyaient uniquement la
cause de tous les dérangemens morbides dans
la composition, plus ou moins altérée, du sang,
et des autres fluides. C'est par l'exclusion presqu'absolue de ce point théorique, que se distingue la doctrine de *Fr. Hoffman*, qui ne s'é-
carte pas moins en cela des opinions de Boerhaave, qu'il ne diffère d'un autre côté de Stahl,
son contemporain et son collègue. Dans la manière de voir du premier, le tissu vivant mérite seul l'attention de l'observateur, par l'altération dont il peut être le siége, et surtout
par le mode opposé d'affection, *excitation* ou
relâchement, des forces qui l'animent. Telle
est, avec ce que nous avons dit de l'opinion des
anciens méthodistes, l'origine de ce fameux
système du *solidisme* qui, repoussé par les
uns, tandis qu'il était exalté par les autres,

forme encore maintenant l'opinion régnante,
sinon exclusive, au moins la plus générale. Indépendamment du crédit qu'il obtint d'abord
par le mérite d'Hoffman, à la fois théoricien
habile et grand praticien, il trouva un nouvel
appui dans les travaux sur l'irritabilité musculaire par *Haller*, le véritable créateur de la physiologie expérimentale. Bientôt *Cullen*, s'em-
parant de ces nouvelles idées, créa dans l'école
d'Édimbourg, *sa doctrine nerveuse* qui n'est
qu'une modification du système d'Hoffman, et
fournit dès-lors à *Brown*, les fondemens de
cette doctrine de l'*incitabilité* dont les traces
subsistent encore en Italie, en Allemagne, en
Amérique, et qui n'eut jamais en France qu'un
petit nombre de partisans ou de dupes.

Au milieu de l'instabilité des théories médicales, l'art s'enrichit, pendant la période que
nous venons de parcourir, de quelques moyens
curatifs vraiment utiles. L'épuration de la matière médicale dont fut bannie une foule de
substances inertes ou dégoûtantes, telles que les
excrémens de quelques animaux et les pierres
précieuses, mérite surtout d'être mentionnée.

L'émétique tour-à-tour préconisé, proscrit et
enfin convenablement apprécié, fut préparé
par les alchimistes. La decouverte de l'Amérique fournit le quinquina, qui lui-même éprouva
pendant quelque temps des chances de fortune
très-diverses. L'opium du Levant fut plus fréquemment employé dans la pratique. Beaucoup
d'autres substances furent jointes aux précédentes. A l'époque où les effets de l'électricité
provoquaient de toutes parts l'admiration, on
en fit, dans le traitement de diverses maladies,
quelques essais prônés d'abord avec trop d'enthousiasme, mais peut-être ensuite trop légèrement abandonnés. Une découverte bien autrement importante, fut celle de l'inoculation,
comme moyen modérateur de la variole; et
quelque temps après on dut à *Jenner* un secours beaucoup plus efficace, l'inappréciable
et toujours fidèle pratique de la vaccine.

Nous arrivons enfin à l'époque qui prépara
pour la médecine la réforme opérée en ce moment. L'*humorisme*, qui avait compté ses plus
ardens sectateurs dans l'école de Montpellier,
et en Allemagne quelques praticiens d'un mé-

rite rare, tels que *Gaubius*, *Stoll*, *Selle*, per-
dit chaque jour de son influence. Bientôt on
vit substituer généralement à des hypothèses
stériles, les recherches *d'anatomie-pathologi-
que*. Celles-ci eurent dès-lors pour objet, de
conduire à la détermination du siége et de la
nature des maladies, par l'appréciation des désordres organiques, découvertes par l'examen
des cadavres. Déjà *Bennet*, *Wepfer*, *Morton*,
Théophile Bonnet, s'étaient appliqués à montrer l'utilité de cet ordre de notions auxquelles
un nouveau degré de précision et de certitude
fut acquis, par les travaux de *Sénac*, *Lieu-
taud*, *Stoll*, *Portal*, de *Morgagni* surtout,
dont on peut considérer l'ouvrage comme le
plus précieux modèle en ce genre d'études.

C'est à l'impulsion communiquée par les travaux du savant anatomiste de Padoue, qu'il
faut aussi rapporter l'essor que prit depuis la
culture de cette branche si féconde de la science
de l'homme. Morgagni possède incontestablement la gloire d'avoir aperçu le premier, et
souvent mis en évidence, les grands avantages
de cette investigation organique. S'il n'a pas

4.

dès-lors porté nos connaissances au point de précision et de certitude où nous les voyons parvenues aujourd'hui, c'est que rarement ceux à qui il est donné d'ouvrir une nouvelle voie, sont appelés à la parcourir tout entière. Mais d'illustres observateurs y entrèrent depuis avec succès, et agrandirent encore le champ des découvertes. Au premier rang il faut citer le célèbre *Corvisart,* qui, mieux qu'aucun de ses devanciers et de ses contemporains, fit sentir tout le prix des connaissances anatomiques dans l'étude des maladies, en montrant qu'elles dépendent ainsi uniquement de l'altération des organes. Le vénérable *Pinel* appliqua ces vues à la classification des maladies ; et ses idées à cet égard, reprises par le génie de *Bichat*, conduisirent celui-ci à la distinction des tissus vivans (1), qui seule, suffirait pour immortaliser sa mémoire. Mettant incessamment à contribution les *vivi-sections* ou les expériences sur les animaux vivans, les rapprochemens de l'anatomie comparée à l'observation médicale, il lia de plus en plus la physiologie à l'anatomie,

(1) Voyez le *Résumé d'*Anatomie.

et l'étude de l'homme sain à celle de l'homme malade. Dans le même temps, un de ses condisciples et son émule, M. *Alibert*, portait le même esprit dans l'étude de la matière médicale, et c'est à cet élégant et fécond écrivain, qu'appartient l'honneur d'avoir assis sur les principes d'une physiologie rationnelle, les bases jusqu'alors arbitraires de la thérapeutique.

La partie essentiellement matérielle de cet ordre de travaux, fut cultivée par des hommes non moins recommandables. D'utiles découvertes signalèrent les premiers pas de M. Dupuytren, dans une carrière où il a depuis acquis tant de titres à la célébrité. Portant un regard observateur sur les divers modes d'altération que peuvent subir les tissus vivans, il s'attacha le premier à les distinguer entr'eux par des caractères sûrs et constans ; il a mérité par là d'être considéré comme le créateur de l'anatomie pathologique descriptive à l'époque actuelle. Après lui *Bayle* et M. Laennec, surent démêler une infinité de nuances, dans les lésions de tissus qu'on n'avait point encore aussi scrupuleusement étudiées. Mais trop de ferveur à

découvrir jusqu'aux moindres particularités
des altérations matérielles, finit par leur faire
perdre de vue le but principal qu'on doit se
proposer dans de pareilles recherches, c'est-à-
dire la détermination de la nature des maladies; et leurs descriptions minutieuses n'eurent
plus dès-lors que l'intérêt ordinaire de toute
exposition graphique. Plus tard, M. Laennec
s'est acquis des droits positifs à l'estime générale, en perfectionnant par le procédé, également simple et commode, du *stéthoscope*, le
diagnostic des maladies de poitrine, auquel
Corvisart, à l'imitation de l'allemand *Auem-
bruger*, avait appliqué déjà, de la manière la
plus utile, la méthode de la percussion acoustique.

Mais la médecine touchait à une de ces pha-
ses qui, bien qu'amenées naturellement par les
progrès de l'esprit d'observation, la série non
interrompue des découvertes et l'exemple des
autres sciences physiques, imprime néanmoins
à l'art de guérir une fixité qu'il n'avait pas encore connue. Jusqu'à ce jour, l'imagination,
cette source éternelle des erreurs humaines,

n'avait pu être entièrement écartée dans les travaux des médecins. En se bornant aujourd'hui
à l'observation constante de l'état physique du
corps vivant, et à l'étude des conditions matérielles nécessaires aux actes ou fonctions qui
s'y accomplissent, toute cause d'illusion cesse,
par cela même qu'on s'attache uniquement aux
choses *sensibles*.

Mais ce n'est pas tout ; interroger avec soin
les restes inanimés des individus que la mort
a frappés malgré les secours les plus rationnels
de l'art, est, sans qu'il soit nécessaire de l'observer, l'un des moyens les plus sûrs pour arriver à reconnaître la source des maladies, et
il n'est pas moins facile d'apprécier ses avantages relativement à la *thérapeutique*.

C'est de ces divers foyers de lumières que dé-
coulent la précision et la clarté des principes
théoriques de la médecine en ce moment. La
nécessité de ces principes se faisait sentir depuis
long-temps ; mais il fallait les établir par des
faits irrécusables, et en saisir exactement l'ensemble : tel est le service que M. Broussais
vient de rendre à la médecine. Doué d'un es-

prit qui lui permet d'embrasser toute l'étendue
des objets; joignant à cette qualité une constance et une sagacité rares pour l'observation,
ainsi que cette sensibilité profonde et active,
apanage ordinaire des têtes pensantes, ce médecin célèbre a, sinon réformé, du moins re-
trempé l'esprit des doctrines médicales. Le
dogme pathologique, assis sur des principes
fixes d'anatomie et de physiologie, la pratique
ramenée à des règles plus simples, et la matière
médicale épurée du vain luxe des recettes pom-
peuses et des longues formules, tels sont les
titres de ce médecin à l'estime publique et à la
reconnaissance de la postérité. Heureux si,
moins dominé par cette illusion qui nous rend
injustes envers nos prédécesseurs et nos contemporains, M. Broussais eût su se faire par-
donner sa juste renommée! En vain éleverait-
on d'autres prétentions; il ne risquerait pas de
survivre à sa gloire si, renonçant à des que-
relles d'amour-propre, il employait plutôt ses
talens à suivre ou même à diriger l'impulsion
que lui doit une science enrichie déjà par les
travaux de ses élèves; car la médecine a reçu

sans doute une base immuable, mais ne saurait elle-même rester stationnaire. Appuyée désormais sur les sciences physiques et naturelles, dont l'avancement lui a été si profitable, elle bannit sévèrement les moyens curatifs compliqués dont chaque jour fait reconnaître l'incertitude et le danger. S'il lui reste encore quelques points obscurs à éclaircir, il n'est aucun perfectionnement qu'elle ne soit en droit d'attendre de l'union intime des sciences et de la connaissance plus exacte de l'homme physique et intellectuel.

NOTIONS

PRÉLIMINAIRES.

~~~~~~~~~~~~~~~~~~~~~~~~~~~~~~~~~~~~~

Chaque branche des connaissances humaines devait nécessairement avoir d'abord sa langue particulière, parce que long-temps les principes scientifiques furent comme séquestrés au milieu des travaux et des progrès de la civilisation. Le commerce habituel avec l'antiquité, fit choisir presqu'exclusivement ensuite cette langue riche et harmonieuse de la Grèce, qui prêta des charmes à l'histoire naturelle et à la philosophie, aussi bien qu'à l'éloquence. On a reproché à la médecine son idiome obscur et ses complications étymologiques. Sans éluder tout-à-fait ce blâme, tant que l'instruction elle-même ne sera pas généralement répandue comme elle l'était à Athènes et à Rome, il n'est pas sûr qu'on puisse parvenir à l'unité de langage. En attendant, comme le présent ne permet pas de renoncer au passé, il faut qu'ils s'éclairent réciproquement ; c'est ce que nous aurons constamment en vue dans cette exposition analytique.

Dans une étude quelconque, on se hâte de terminer avec les *définitions*, la *nomenclature*, en un mot tout ce qui porte un caractère, pour ainsi dire, *mécanique ;* nous glisserons aussi brièvement que possible sur cette partie inévitable du travail que nous entreprenons. Le lecteur considérera ces notions comme les préparatifs nécessaires auxquels on est obligé au moment d'entreprendre un long voyage. Outre qu'ils aplanissent souvent les difficultés de la route, leur acquisition anticipée permet de la poursuivre sans que l'esprit soit ramené sur d'arides détails ou distrait de recherches agréables. Puisse le lecteur ne pas s'effrayer de ce *technique*, qui nous permettra de lui épargner des définitions fastidieuses.

Le mot *pathologie* désigne la branche théorique de la médecine qui s'occupe spécialement de l'étude des maladies. Dans l'état actuel des connaissances médicales, elle ne peut avoir pour bases qu'une connaissance approfondie de l'organisation humaine dans l'état sain et malade, et une juste appréciation des phénomènes, ou des fonctions dont cette même organisation est le siége, en un mot la PHYSIOLOGIE et l'ANATOMIE.

Dès que l'organisation du corps vient à être modifiée dans ses élémens , une modification correspondante a lieu dans les effets qui en dérivent. On donne à ce résultat le nom de *maladie* , lorsqu'il s'éloigne notablement du type normal de l'état de santé. Comme on le voit, c'est toujours à l'altération plus ou moins profonde de quelques-unes de ses parties qu'il faut remonter pour trouver la cause des dérangemens qui affectent le corps de l'homme.

Quelques indices décèlent l'existence de ces dérangemens, ce sont : le trouble et le désordre qu'on remarque dans certaines fonctions, l'existence des *douleurs* accusées par les malades, et l'apparition de divers phénomènes étrangers au cours ordinaire des actes organiques. Tous ces caractères sont nommés génériquement *symptômes*; ils prennent le nom de *signes*, quand , par leur distinction judicieuse et l'estimation exacte de leur importance respective, le méde-

est parvenu à déterminer l'affection de l'organe,
quelquefois très-profondément situé, dont ils
dénotent l'existence. C'est cette distinction importante qui a justement fait dire : « Qu'il n'est
donné qu'à un petit nombre d'esprits pénétrans
de discerner une maladie , quoique tout le
monde puisse interroger des malades. » On distingue les symptômes en *idiopathiques* ou primitifs, et *sympathiques* ou secondaires , qui , sous
le rapport pratique , ont une valeur bien différente, et ne peuvent aussi être reconnus que
par une étude assidue et un grand exercice.

Comme les *maladies* s'établissent sur des points
variables de l'immense série des organes , il est
indispensable que le médecin commence par acquérir des documens bien fixes sur cet objet,
qu'on désigne en *pathologie* par le mot *diagnostic*. Par lui, le pathologiste a donc pour but
de connaître les organes qui servent de point de
départ aux affections maladives.

Le mot *pronostic* sert à exprimer la détermination de la gravité des maladies et de leur issue probable. Hippocrate se distingua par une
rare pénétration à cet égard , et c'était beaucoup

que de prévoir ainsi des événemens plus ou moins désastreux, à une époque où l'art de guérir offrait tant d'incertitude et si peu de ressources !

La recherche des *causes* ou de la nature des maladies constitue *l'étiologie*. Il existe une division des *causes* en *efficientes* ou *prochaines*, qui spécifient les modes divers de l'altération physique qu'on rencontre dans les maladies; et en *déterminantes* ou *occasionelles*, qui sont comme le *stimulus* nécessaire au développement de cette altération. La *fluxion* sanguine et *l'inflammation* des organes de la respiration dans la *pleurésie*, caractérisent les causes du premier ordre ; celles du second consistent dans l'interruption brusque de la transpiration, la disparition d'une hémorragie devenue habituelle, d'une suppuration dès long-temps établie, ou toute autre circonstance analogue. Il est aisé de sentir l'utilité de cette ligue de démarcation, qui peut fournir des indications curatives tout-à-fait spéciales, et que, par cette raison, il faut se garder de croire purement scolastique.

La *pathologie générale* s'occupe enfin de *classer les maladies* suivant un ordre méthodique plus ou moins rigoureux ; c'est là l'objet de la *nosographie*. Elle peut prendre pour point de départ la situation particulière des parties *malades*, et alors elle a été distinguée en *pathologie externe* ou *chirurgicale* (1) et en *pathologie interne* ou *médicale* ; division à quelques égards nécessaire, mais aussi très-souvent arbitraire, comme nous allons nous en convaincre en étudiant *la nature* même des maladies, autre base nosographique beaucoup plus solide.

Division générale des maladies.

Nous rapportons à trois grandes sections l'ensemble des affections *pathologiques* dites *internes* ou *médicales*, dont l'organisation humaine paraît passible. Elles sont généralement distinguées aujourd'hui par les titres de 1º *sthéniques* ou par *irritation* ; 2º *asthéniques* ou par *faiblesse* ; 3º enfin un petit nombre d'entre elles formera une division à part, quoique par leur

(1) Voyez ce Résumé.

nature, sur laquelle il existe encore des doutes, elles pussent, à la rigueur, être ralliées à l'une ou l'autre des précédentes. Cependant, elles s'en distinguent aussi par quelques circonstances qui nous paraissent mériter une étude et même jusqu'à un certain point une division spéciale. On pourrait, selon nous, leur donner à juste titre le nom d'*organiques*, parce qu'elles dépendent essentiellement d'un vice fondamental de l'organisation, comme les maladies *héréditaires*, par exemple, qui se trouvent naturellement placées dans cette série. Nous y avons aussi rattaché les maladies *endémiques, épidémiques, contagieuses*; soit parce que, souvent dépendantes de la prédisposition organique imprimée à l'économie par les saisons, les climats et toutes les autres influences physiques, elles nécessitent et dénotent tout à la fois un état particulier de l'organisation; soit parce que le temps n'a pas encore éclairci tous nos doutes sur leur nature. Au reste, pour procéder du simple au composé, ou plus exactement du connu à l'inconnu, on est dans l'usage de commencer l'étude des maladies par celles de la première section, et c'est aussi la marche que nous allons suivre.

La vie, a dit Brown, ne se développe et ne s'entretient que par l'*excitation* (1). Tel est effectivement l'état de l'organisation humaine, dans laquelle des agens étrangers développent les facultés que jusqu'alors elle avait, pour ainsi dire, en puissance. C'est, suivant une comparaison ingénieuse, la statue de Pygmalion attendant qu'un souffle divin l'arrache au sommeil et à l'inertie (2). Le fœtus, dans le sein de sa mère, reçoit cette excitation bienfaisante du sang qu'elle lui communique. A peine a-t-il vu le jour, qu'il trouve incessamment dans cette nouvelle sphère la source des *excitations* les plus variées. Ce sont tour-à-tour et simultanément

(1) Tota vita, quanta est, consistit in stimulo et vi vitali.

(BROWN.)

(2) Tel ce chef-d'œuvre heureux de l'amour et des arts,
La jeune Galatée enchantait les regards,
Lorsqu'essayant la vie et son ame naissante,
N'étant déjà plus marbre, et pas encore amante,
Entr'ouvrant par degrés ses paupières au jour,
Pour achever de vivre, elle attendait l'amour.

(DELILLE, *L'Imagination*. Ch. 2.)

l'air, les alimens et une foule de modificateurs plus ou moins actifs qui animent le jeu de ses organes. Indépendamment de cette influence extérieure, le corps vivant possède encore en lui-même des moyens d'*excitation* très-énergiques ; ce sont la circulation sanguine et l'action nerveuse.

Dans l'état de santé, l'*excitation* est inégalement répartie aux nombreux appareils organiques dont l'*économie* se compose. De là, les différences de *constitution* et de *tempérament* si multipliées dans l'espèce humaine ; de là aussi la prédisposition plus ou moins marquée pour certaines maladies. Tant que cette disposition ne dépasse pas certaines bornes, en-deçà ou au-delà de son *type* ordinaire, l'harmonie des fonctions peut encore persister et la santé se maintenir. Mais trop affaiblie, ou entièrement suspendue, suivant la partie qu'il intéresse, *ce défaut d'excitation* peut entraîner une *débilité* plus ou moins considérable, et même une mort très-prompte. Dans l'état contraire, c'est-à-dire lorsque l'*excitation* est vicieusement *accrue* sur une partie vivante, elle y prend un caractère

5.

d'intensité qu'on désigne par les mots *irritation*, *douleur*, etc. , et qui , s'il persévère,
change assez rapidement la texture organique
elle-même où se développent successivement
d'autres phénomènes de plus en plus graves,
mais toujours analogues. Tel est , considéré de
la manière la plus générale, le mode de développement des deux premières grandes divisions de maladies *irritatives* et *ab-irritatives*,
dont nous avons sans doute caractérisé suffisamment la différence , même en ne faisant
qu'entrevoir, pour ainsi dire, l'état opposé de
l'excitation qui les constitue.

Première Partie.

MALADIES STHÉNIQUES

ou

PAR IRRITATION.

~~~~~~~~~~~~~~~~~~~~~~~~~~~~~~~~

CHAPITRE PREMIER.

De l'irritation en général.

Il est évident que ce mot peut facilement recevoir une acception figurée ; circonstance qu'il est important d'éviter dans les sciences , et plus particulièrement encore dans la médecine. C'est un dernier vestige des doctrines que j'appellerais volontiers *mythologiques*, parce qu'elles supposaient la présence dans le corps humain d'un ou plusieurs principes ou causes occultes , dont la bizarrerie et, pour ainsi dire, les caprices , décidaient la régularité et le désordre de ses fonctions , par conséquent *la santé* et *les maladies. L'irritation*, dans ce système ,

indiquait donc la colère d'*un agent inconnu*
qu'il fallait calmer, abstraction faite, en quelque sorte, des parties où les effets s'en faisaient
ressentir. Cette doctrine avait beaucoup d'at-
trait, sans doute, pour les imaginations vives
et poétiques; mais les médecins ont dû chercher quelque chose de plus positif, et, pour
eux, le mot *irritation*, qui ne peut d'ailleurs
être que provisoire, a reçu, comme nous l'avons
vu, une signification moins équivoque.

Toutes les fois que, dans un organe ou une
partie du corps vivant, on observe le développement de quelques phénomènes particuliers,
comme l'activité plus sensible de ses fonctions,
avec le sentiment d'une chaleur insolite, certaines perceptions plus ou moins douloureu-
ses, etc., cet organe ou cette partie sont ce qu'on
nomme *irrités*. Cet état n'est que le passage de
l'*excitation* qui leur est naturelle à un degré
d'intensité auquel elle devient nécessairement
maladive. Une preuve que les choses se passent
bien ainsi, c'est que l'*irritation* de l'estomac,
par exemple, dans la *gastrite*, débute assez
souvent par le sentiment d'une faim très-vive,

avec digestion prompte ; et qu'une activité morale sensible précède dans maintes circonstances *l'aliénation mentale* ou le *délire*.

Nous aurions pu chercher à définir *l'irritation*, ou bien aborder la question de sa nature, en indiquant la conjecture la plus probable à cet égard, qui l'attribue au système nerveux ; mais une indication précise de ses caractères nous a paru préférable à une définition toujours obscure, et à une opinion hypothétique.

L'irritation continuant ses progrès, la partie qui en est le siége, devient bientôt tuméfiée, tendue, rouge, par l'accumulation du sang et des autres fluides qui s'y trouvent attirés en quantité exubérante. Dès-lors, les symptômes prennent aussi plus d'intensité ; l'organe, altéré dans sa structure, perd la faculté de remplir ses fonctions, ou du moins leur rhythme est sensiblement dérangé, et les humeurs qui s'y forment, quand l'organe a des usages *sécrétoires*, diffèrent totalement de leur composition ordinaire ; *l'irritation*, dans ce cas, s'est élevée jusqu'au degré de *l'inflammation* ou de la *phlegmasie*.

Il peut arriver que tout cet orage demeure circonscrit dans les limites de la partie affectée dès le principe ; la maladie alors est dite *locale*. D'autres fois, au contraire, par suite de celle-ci, et suivant le tempérament particulier des malades, l'affection *primitive* se communique *sympathiquement* à un ou plusieurs autres organes ; et on a une maladie *générale* ou plutôt *généralisée*, suivant l'idée des pathologistes de nos jours, que toute affection a originairement une étendue circonscrite. Ce qui se passe dans le développement des boutons de la *vaccine*, peut fournir à la fois un exemple très-simple, et une idée fort juste de ce mode de *généralisation* des maladies. Après trois ou quatre jours, plus ou moins, la piqûre faite à la peau subit un léger changement, qui consiste en une dureté et une élévation assez peu sensibles ; le malade y ressent un léger *prurit* ; c'est la période de *l'irritation* ; ces symptômes vont en augmentant, et depuis le sixième jusqu'au neuvième jour, le bouton se gonfle, se remplit de *pus*, et s'entoure d'une *aréole* rouge plus ou moins étendue ; on voit que c'est le temps de *l'inflammation ;* celle-ci réagit à son tour sur quelques parties plus ou moins éloignées, et particulièrement sur le cœur et l'appareil circulatoires, d'où résulte *l'agitation* et le *mouvement fébriles,* qui constituent dans ce cas l'affection sympathique.

Cette dernière disposition joue toujours un grand rôle dans *l'économie* saine et malade. Ainsi que le mot l'indique, c'est à la faveur de l'union intime qui existe entre tous les organes, que l'*irritation* la plus légère de l'un d'eux se prolonge et s'étend quelquefois instantanément à plusieurs autres. Le système nerveux paraît être l'agent ordinaire de ces communications rapides, qui, comme les sympathies morales, affectent une marche irrégulière et la plus grande *mobilité*, d'où dérivent, ainsi que l'incertitude des penchans naturels, l'apparence protéiforme des maladies. Mais ces considérations appartiennent plus spécialement au traité de PHYSIOLOGIE; qu'il nous suffise d'avoir indiqué ses points de contact avec les études pathologiques. Dans l'exemple que nous avons choisi à cet égard, le foyer du mal étant promptement éteint, tout rentre aussi rapidement dans l'ordre, et en quelques jours la maladie se trouve complètement terminée. Qu'on applique maintenant ces principes à la production de toutes les maladies de la même classe, tant *médicales* que *chirurgicales*, et l'on se convaincra combien ils offrent d'exactitude et de généralité.

Il importe beaucoup de ne pas perdre de vue ce qui concerne les accidens *sympathiques*, car leur présence seule peut quelquefois indiquer la nature de la maladie *primitive*. On ne les observe en effet que dans les cas d'affections capables de développer dans l'ensemble du système un degré de *réaction* plus ou moins marqué, suivant la disposition des malades, mais qui ne s'observe que dans les maladies *sthéniques*. Cette circonstance révèle en même temps la nature de celles-ci, et montre, comme il est facile d'en juger, qu'elles consistent dans *une modification en plus* d'une ou de plusieurs parties de l'organisme.

CHAPITRE II.

Des fièvres ou irritations fébriles.

Ce qu'on était dans l'usage de désigner par le terme générique *fièvres*, peut être considéré théoriquement aujourd'hui comme formant la première division des maladies *sthéniques* ou *irritatives*, puisqu'il est certain qu'elles ne sont pas toujours des *phlegmasies*. En effet, chez beaucoup d'individus le *mouvement fébrile* se manifeste à l'occasion d'impressions *stimulantes* trop légères pour produire l'*inflammation ;* et l'existence de celle-ci ne peut guère se concilier avec la *mobilité* des accès *périodiques*. La différence, à la vérité, consiste uniquement dans le degré de la maladie ; mais puisque la distinction est en rapport avec un certain nombre de faits, et peut d'un autre côté, être de quelque poids sur la direction du traitement, tout impose l'obligation de l'admettre.

Cette manière de considérer les maladies dont il s'agit, ne diffère pas au fond de celle que M. Broussais a le premier bien établie, tandis

qu'elle est entièrement en opposition avec la
doctrine qui fut long-temps consacrée. Dans
celle-ci, que, pour plus de simplicité, nous
examinerons dans la *nosographie* de M. *Pinel*,
le classique à cet égard le plus récent, on ad-
mettait *six ordres* différens de *fièvres*, et chacun d'eux était désigné par un nom particulier
plus ou moins propre à indiquer la *nature* et le
point de départ de la maladie. Une idée analogue, depuis long-temps répandue dans le commerce de la vie, faisait regarder les fièvres
comme *des démons* ou *farfadets* susceptibles
de se réunir par deux, trois, etc.; pour le tour-
ment des malheureux livrés à leurs attaques.
Beaucoup de gens parlent encore de ce genre
d'affections, à peu près dans les termes dont se
servaient les fauteurs de la féerie pour désigner
les agitations diaboliques. Pendant plusieurs
siècles, les médecins parurent partager ces idées,
ou du moins en adoptèrent le langage. Il est incontestable néanmoins que, sous le rapport de
la détermination organique, la *pathologie* fit
réellement un grand pas entre les mains du vénérable Pinel; mais on ne peut pas davantage

nier que sa classification *numérique* ne fût tout
à la fois une fiction et une chimère.

La réalité est qu'il n'existe pas plus six que
vingt, que trente ordres particuliers de *fièvres*,
parce qu'il n'y a de limites à cet égard, que l'in-
finie variété des tempéramens et le nombre des
organes dont l'*irritation* est susceptible de produire la *réaction fébrile*. Ainsi, il faut entendre
proprement par le mot *fièvre* toute accélération
du pouls avec chaleur, lassitude et tous les autres accidens qui se manifestent dans cet
état, et qui sont l'effet de l'*irritation* de quelqu'organe, même du cœur et de l'appareil circulatoire. Il demeure évident par là, que si l'on
voulait imposer un nom expressif à ce genre
d'affections, il faudrait le baser sur celui de la
partie le plus essentiellement malade. C'est ce
qui se trouve observé jusqu'à un certain point
dans les mots *fièvre cérébrale*, admis encore aujourd'hui par quelques pathologistes, pour désigner l'*irritation* du cerveau, qui est dans ce
cas le foyer de l'orage fébrile. Mais, pour éviter
toute équivoque à cet égard, peut-être serait-il
plus convenable encore de ne plus employer le

mot *fièvre* substantivement, mais comme simple adjectif, et de dire, par exemple : *irritation* du cerveau, du poumon, du cœur, des vaisseaux, etc., *avec fièvre* ou *fébrile*, ce qui aurait en outre l'avantage d'indiquer que ce dernier phénomène morbide est toujours *secondaire* ou *sympathique*.

Malignité, putridité.— Quoique la nouvelle doctrine *pyréthologique*, ou l'appréciation théorique, suivant les idées généralement admises aujourd'hui, des maladies nommées autrefois *fièvres*, puisse paraître suffisamment éclaircie par ce qui précède, il ne sera pas sans utilité d'ajouter quelques détails concernant les fièvres dites *putrides* et *malignes*. La première de ces dénominations suppose une altération qu'il est impossible de démontrer dans la composition des fluides; il est facile de juger qu'elle nous a été léguée par l'*humorisme*. La seconde est d'une date beaucoup plus ancienne; on n'y peut méconnaître la trace des idées mystiques; car *malignité* est un mot de sorcellerie, et les médecins, qui payèrent aussi leur tribut à la superstition, n'étaient pas éloignés de croire, comme

Hippocrate, *à quelque chose de divin* dans ces maladies. Pour sortir de cette obscurité, il fallait faire taire l'imagination et s'attacher uniquement à constater la nature et l'étendue des désordres physiques. Or, pour les cas de prétendue *malignité*, l'observation a fait voir que son existence est toujours liée à l'irritation *primitive* ou *secondaire* du cerveau et des autres parties du système nerveux ; que chez les individus doués d'une extrême sensibilité, comme les enfans et les femmes, elle peut survenir par les causes les plus légères ; et l'on sait effectivement que les *convulsions*, les *spasmes*, le *délire* forment en quelque sorte le cortége obligé de toutes leurs maladies. Que les femmes se consolent toutefois de ce tort de la nature à leur égard, car, en les douant de cette sensibilité vive qui répand tant de charmes sur tout leur être, elle a pris soin qu'elle fût assez mobile pour que ses impressions, rarement profondes, ne pussent devenir très-dangereuses. Il est constant en effet que l'accident dont nous parlons est toujours plus grave chez l'homme, par cela même qu'il s'établit plus difficilement.

Quand il existe avec le mouvement *fébrile*, de leur combinaison résulte véritablement une *irritation nerveuse fébrile*, ou si l'on veut, la *fièvre maligne*.

L'équivoque et l'arbitraire n'étaient pas moins évidens dans les idées généralement admise sur la nature de la *putridité*. S'il était peu logique d'en accuser la *décomposition* des humeurs, dont aucun procédé physique ni chimique ne permet de s'assurer, on aurait tort de nier que cette nuance de l'*irritation* n'admet pas quelques causes *prédisposantes* et *déterminantes* (1) tout-à-fait spéciales. Ainsi, les individus qui la présentent le plus ordinairement, sont des personnes usées par les excès, les longues privations ou la misère, et chez lesquelles les irritations ont une telle tendance *à se concentrer*, qu'à peine donnent-elles naissance au *mouvement fébrile*, qui néanmoins décèle toujours assez leur nature. L'organe essentiellement affecté en pareil cas, ainsi que l'a démontré le premier M. le docteur Boisseau, est la membrane dite

(1) Ce sont d'autres désignations des deux espèces de *causes* que nous avons signalées.

muqueuse, qui tapisse intérieurement l'estomac et le tube intestinal; par où s'explique l'état de sécheresse et de noirceur des dents et de la langue, la *fétidité* de toutes les *excrétions,* etc., que l'on observe chez ces malades. Qu'il nous suffise d'avoir fait connaître les véritables élémens de la *putridité;* plus loin nous essaierons de préciser de la même manière la source des accidens que l'école de M. *Pinel* fit dépendre, à l'imitation de *Brown, de la perte des forces,* et nomma par cette raison *adynamiques.*

Intermittence, périodicité. On sait que le mouvement *fébrile* est susceptible d'interruptions et de reprises alternatives, qui, dans le langage médical, sont désignées par le nom d'*accès.* L'intervalle d'une de ces reprises à l'autre est nommé *intermittence* ou *apyrexie;* et l'on réserve le mot *périodicité* pour exprimer le retour fixe des *accès* à telle ou telle autre distance déterminée. Celle-ci peut être d'un jour, de deux, de trois, etc., et constitue suivant ces variations les *types quotidien, tierce, quarte,* etc., etc.; distinctions d'une appréciation trop facile pour qu'il soit nécessaire de les dé-

velopper. Nous observerons seulement que tout
ce qu'on a dit de la durée de l'*intermittence*
pendant plusieurs mois et même une année,
dans l'idée de créer des *fièvres* intermittentes,
mensuelles, *annuelles*, est dénué de raison et
purement hypothétique.

On a fait beaucoup de conjectures, imaginé
une foule d'explications plus ou moins ingénieuses pour pénétrer le mystère de l'*intermittence*, mais l'idée la plus raisonnable encore,
consiste à considérer sa cause, comme dépendant de cette loi générale, par laquelle tous les
phénomènes des corps vivans, le sommeil, la
veille, le sentiment de la faim, etc., sont soumis à des manifestations plus ou moins réguliè-
res. Si l'on ignore la raison physique de ces alternatives de phénomènes, on ne s'étonnera pas
que la cause qui les fait apparaître à telle distance plutôt qu'à telle autre, c'est-à-dire la
périodicité, soit demeurée inconnue. On peut
dire en général que cette circonstance tient à la
nature particulière des divers tempéramens,
dont l'influence se montre bien manifestement
dans l'extrême propension que toutes les *irrita-*

tions ont chez certains individus à prendre la forme périodique. A cette disposition peut s'appliquer ce que nous avons dit de la production du mouvement *fébrile*, de la *malignité* ; plus analogue à celle-ci d'ailleurs, dont elle ne paraît différer que comme mode spécial de *l'irritation* nerveuse.

Pour ignorer la cause première de l'intermittence, le médecin n'est pas dispensé pour cela de chercher les affections organiques particulières, auxquelles son apparition se trouve nécessairement liée. Or, l'analyse physiologique a prouvé que *l'irritation* de tous les organes, sans distinction, peut lui donner naissance. C'est ainsi qu'on a vu des *accès* de fièvre bien marqués, provoqués par l'introduction d'une sonde dans la *vessie*. On cite des exemples plus remarquables encore de fièvres intermittentes, produites par des affections presqu'aussi légères ; une simple piqûre, une digestion imparfaite, une frayeur et toute autre impression morale plus ou moins vive. Il devra dès-lors paraître tout simple, qu'un accident aussi variable ne peut être produit que par une altération également mobile ; c'est aussi ce que l'observation fait voir presque constamment dans la présence d'*irritations locales* diverses , dont on a beaucoup de peine à retrouver les moindres traces après la terminaison des accès. La même chose est démontrée par les ouvertures cadavériques, faites à la suite des *fièvres intermittentes* , devenues promptement mortelles , qu'on nomme par cela même, avec juste raison *pernicieuses*, et qui sont les analogues de celles qu'on nommait aussi *malignes*. Ce caractère dangereux leur est imprimé par des *congestions* sanguines, opérées instantanément sur des parties très-importantes, telles que le cerveau , les poumons , et qui doivent écarter toute idée d'altération fixe , profonde , et plus ou moins lentement réalisée, comme serait une *phlegmasie*, qui , par cette circonstance même , devra être jugée peu propre à suivre une autre progression que la *marche continue*.

Il paraît toutefois , d'après un très-grand nombre d'observations recueillies à Rome , le lieu de prédilection , pour ainsi dire , des *fièvres intermittentes*, que de *véritables inflamma*-

tions ont été reconnues chez les individus qui avaient succombé à ces maladies. Il résulte de ce nouveau document, que la possibilité de la coexistence de l'état inflammatoire de certains organes avec la *périodicité* des accès fébriles, ne ferait que confirmer l'opinion générale : que celle-ci n'est qu'une circonstance purement accessoire, une *forme* particulière que revêt l'irritation organique à laquelle il faut remonter autant que possible; car dans l'*étiologie*, ainsi que dans le *traitement*, la périodicité ne fournit le plus souvent qu'une indication secondaire.

CHAPITRE III.

Des inflammations ou phlegmasies.

SECTION PREMIÈRE.

De l'inflammation en général.

CE n'est pas seulement aux *fièvres*, que l'on avait essayé d'appliquer l'*ordre numérique*, mais à toutes les maladies dont la quantité fut

d'ailleurs très-diversement estimée. Les uns en
portèrent le nombre à deux mille ; il devait nécessairement être indéfini par ceux qui, comme
Boissier de Sauvages, prenaient des *symptômes* isolés pour des *maladies*. La malveillance
a publié, et la sottise a pu croire que M. Broussais n'en reconnaît plus *qu'une*, qui serait la
gastrite. Il y a, d'une part, exagération dans ce
qu'on a dit, et de l'autre, erreur dans l'opinion de ce médecin sur ce point. Certes, il
sera toujours permis de dire avec le poète :

« Mille chemins ouverts conduisent chez les morts. »

Mais au milieu de cette fluctuation, la loi
primordiale que nous avons signalée, n'en demeure pas moins immuable, et doit toujours
servir de guide ; car, comme l'a dit Dupaty :
« Entre les hommes qui disent d'une manière
» et la nature d'une autre, il faut toujours
» s'en rapporter à la nature. »

Il y a, comme nous l'avons observé, deux
choses principales à considérer dans l'étude
théorique d'une maladie, sa *nature* et son
siége. On conçoit que sous le premier rap-

port, l'altération physique, l'*inflammation* par exemple, restant la même dans toutes les parties du corps où elle peut se développer, on aura partout une affection *identique*, par conséquent *une seule maladie*. Mais celle-ci, considérée relativement aux organes où elle se manifeste, le cœur, le foie, l'estomac, donne lieu à autant de *maladies différentes*. Voilà donc tout à la fois, *unité* pour la cause, et *pluralité* pour le siége des maladies, par où peuvent se concilier deux opinions, en apparence diamétralement opposées. M. Broussais a trop étendu la prépondérance de l'estomac, quand il a écrit que *directement* ou *par sympathie*, on le trouve intéressé dans toutes les maladies.

Les âges apportent de notables modifications à cette suprématie trop exclusivement revendiquée en faveur de l'organe de la digestion. Dans l'enfance, ou par suite des accidens plus ou moins orageux des deux dentitions, la tête est le centre habituel d'efforts fluxionnaires marqués, c'est aussi vers cette partie qu'aboutissent la plupart des maladies inflammatoires. Chez les adolescens, la même prédominance se montre vers les organes de la poitrine ; tandis que l'âge mûr et la vieillesse ont en partage la longue série des affections abdominales. Au travers de ces conditions si diverses, l'*inflammation* ne présente pas d'autres variations que celles qui lui sont imposées par la texture différente des parties qu'elle occupe. Mais il est temps de dire en quoi elle consiste, et, pour y parvenir, nous parlerons d'abord aux sens, car ce langage vaut mieux que la meilleure définition.

On n'a besoin d'apprendre à personne ce qu'est un *érysipèle*, un *clou*, un *panaris*, que les bonnes gens nomment, je ne sais trop pourquoi, *mal d'aventure*. Tout le monde en effet a vu ces petites maladies, si, ce qui est encore plus positif, la plupart ne les ont éprouvées. En les choisissant pour exemples, à l'appui de ce que nous avons à dire de l'*inflammation*, nous sommes donc à peu près certains que la démonstration sera facilement saisie. Qu'on ne s'y trompe pas cependant, il ne s'agit de rien moins que d'arriver par là à l'idée de toute une classe de maladies, de celle encore qui com-

prend à elle seule plus des ⁵/₆ des affections
dont se compose le *cadre nosographique*, en
un mot, *des phlegmasies*. Il y a un autre
avantage, c'est que les affections que nous indiquons, le plus souvent fort légères, sont néanmoins susceptibles de devenir fort graves, ou
même mortelles dans quelques cas. Cette circonstance nous fournira les moyens d'étudier
les degrés de l'*inflammation* ; car si le *panaris*
en particulier, se réduit à déterminer un petit
abcès au doigt, il peut aussi entraîner la perte
du bras et par suite la mort, qui, comme on
le dit, arrive alors réellement *pour un coup
d'épingle*.

Supposons en effet cette cause, et voyons
à quoi elle peut conduire. La partie piquée ne
conserve bien souvent qu'un sentiment de douleur assez faible et qui peut persister ainsi deux
ou trois jours. Au bout de ce temps, l'*irritation*, qui n'avait cessé de faire des progrès,
se manifeste par des douleurs plus vives et qui
ne tardent pas à devenir *lancinantes*. Une chaleur insupportable se fait sentir dans la partie,
en même temps qu'on y remarque un *engorge-*

ment plus ou moins considérable. Qu'on incise alors ; l'ouverture donnera passage au produit de l'inflammation qui porte le nom de *pus*, et la maladie ensuite est bientôt terminée. Voilà pour les cas les plus ordinaires et les plus simples. Mais chez quelques'personnes, l'inflammation s'étend rapidement au bras où la même terminaison la suit, quand, par un degré de violence insolite, elle n'a pas une issue plus fâcheuse encore, je veux dire la *gangrène*. Ajoutons, pour achever ce tableau, qui n'est point fait de fantaisie, quoiqu'un peu rembruni peut-être, que dans ces périodes, l'inflammation donne souvent naissance à quelques affections *sympathiques*, au mouvement fébrile, par exemple, ce qui complète la série des phénomènes : *Irritation, inflammation, accidens sympathiques*. C'est aussi cet ensemble que nous avons vu exister dans toute maladie *sthénique*.

Nous avons dit que, quelle que soit la texture des parties qu'elle affecte, l'*inflammation* n'en demeure pas moins invariable dans sa nature, que le temps plus ou moins limité de sa durée ne change pas davantage. Ce principe avait déjà été professé en Italie par deux médecins célèbres, *Rasori* et *Tommasini*, avant que M. Broussais lui eût donné les développemens qui en ont fait l'une des bases les plus fécondes de la médecine pratique. C'est donc toujours l'accumulation vicieuse du sang, après et pendant *l'irritation* développée dans les parties vivantes, avec une combinaison des élémens du fluide et du tissu de ces dernières, qui constitue l'essence de cette maladie. On la trouve dans les organes situés le plus profondément, tels que l'estomac, les poumons, et toujours la même qu'elle s'était montrée à la surface. Mais il est facile de comprendre que les phénomènes *concomitans* ne doivent pas pour cela être *identiques* partout où elle se manifeste; que l'inflammation de l'œil, par exemple, ou *l'ophtalmie*, ne s'annonce point par les mêmes symptômes que celle de l'oreille, ou *l'otite*. Ces différences, occasionées par la diversité des fonctions départies à chaque organe, ne peuvent être bien saisies que par l'observateur familiarisé avec le jeu naturel de cette admirable mécanique, c'est-à-dire profondément versé dans l'étude de la PHYSIOLOGIE. Ces connaissances ne sont pas moins nécessaires, pour bien saisir les caractères de l'*inflammation* au sein des viscères, qui, se dérobant à l'action des sens, ne se manifestent plus par ces traits saillans de *rougeur,* de *gonflement*, de *chaleur* et de *douleur*, observés dans les *phlegmasies* extérieures. Dans les cas dont nous parlons, ils doivent être suppléés par les indices tirés du *désordre fonctionnel* des parties malades, et par l'appréciation non moins utile des phénomènes sympathiques. On voit par là quelles difficultés présente le *diagnostic* des maladies!

Dans ces derniers temps, celui des affections de poitrine a reçu un degré notable de perfection, par l'emploi d'un principe de physique (1). Déjà l'illustre *Corvisart* avait montré tout l'avantage de la percussion méthodique des parois de la poitrine, pour reconnaître les lésions du cœur et des autres viscères de cette cavité. M. Laennec a porté beaucoup plus loin, et heureusement étendu de nos jours, l'application de cette

(1) Voyez la PHYSIQUE, art. *acoustique.*

idée. A l'aide d'un instrument fort simple, le *stéthoscope*, l'oreille du médecin perçoit maintenant les moindres difficultés que l'air éprouve à s'introduire dans les organes de la respiration, ainsi que l'irrégularité des mouvemens du cœur et des gros vaisseaux, exploration lumineuse qui conduit à la détermination du siége précis de la maladie. On conçoit facilement toute l'importance d'une pareille découverte, et les applications qu'on a essayé d'en faire à la chirurgie et à l'art *obstétrique*, prouvent de plus en plus, que toutes les branches de l'art de guérir se confondent dans leur source, et combien les divisions que la faiblesse de l'esprit humain commande, ont peu de fondement dans la nature.

SECTION II.

Division des phlegmasies.

On a diversement distingué les maladies qui reconnaissent pour cause l'*inflammation*. D'après les considérations précédentes, il est facile de juger que toutes les divisions basées sur une prétendue différence dans la nature de la *phleg-masie*, sont fausses, puisqu'en réalité, il n'y a que les élémens organiques ainsi que les fonctions, qui la modifient dans les parties où elle a son siége. La seule distinction véritablement solide et utile à cet égard, aussi bien que pour le reste des maladies, est celle dont Bichat, le premier, conçut bien toute l'importance dans son analyse des tissus vivans, et que M. Pinel, à qui d'ailleurs en appartient la première idée, adopta ensuite dans sa classification nosographique. Suivant ce dernier errement, on admet donc des inflammations *membraneuses*, *paren-chymateuses*, *glanduleuses*, etc.; dénominations dérivées, comme on peut le voir, de l'espèce d'organe, *glande*, *parenchyme*, *membrane*, où la maladie se manifeste.

On établit une subdivision d'après le caractère propre des tissus; ainsi, pour ne citer que peu d'exemples, l'inflammation est distinguée suivant qu'elle a son siége sur les membranes *muqueuses*, comme dans le *croup*, la *gastrite*, ou sur les *séreuses*, comme dans la *pleurésie*; sur le système fibreux, comme dans le *rhu-*

matisme articulaire; sur les muscles, comme dans le *rhumatisme* musculaire (1).

Ces notions de détail, qui ne peuvent qu'être indiquées dans une exposition générale, forment cependant une partie très-essentielle de l'étude des *maladies inflammatoires;* car elles ne donnent pas seulement le moyen de bien reconnaître leur *siége respectif,* mais encore par celui-ci, les principes de traitement auxquels il apporte des modifications assez importantes ; nous citerons en preuve, l'exemple de la *péritonite,* ou inflammation de la *membrane séreuse* qui enveloppe les entrailles, et la gastro-entérite qui dépend de l'inflammation de leur membrane intérieure, ou *muqueuse.*

SECTION III.

Terminaisons de l'inflammation.

Si la médecine avait le pouvoir de faire rétrograder la nature, c'est-à-dire de détruire constamment le désordre organique auquel est liée

(1) Voy. le *Tableau synoptique*, à la fin de l'ouvrage.

la cause de toutes les maladies, l'homme ne
connaîtrait plus que la mort sénile, terme difficile à atteindre, et aussi mystérieux dans son
principe, que la première étincelle de la vie.
Mais des vicissitudes sans cesse renaissantes,
viennent troubler le cours de son existence et
hâter trop souvent une fin rendue plus pénible
encore par les regrets et la douleur. Il est vrai,
sans doute, que l'imprévoyance et les faiblesses
de l'homme, contribuent à étendre le cercle
des maux auxquels le condamne son organisation, dont les élémens compliqués donnent déjà
tant de prise à l'influence des agens physiques.
De même, en effet, que l'espèce humaine l'em-
porte sur le reste des êtres par le développement
de ses facultés, de même, et par une compensation de cette supériorité qui se lie à une disposition relativement perfectionnée de l'organisme, celle-ci entraîne une foule de maladies
inconnues aux autres espèces. Il serait donc
injuste d'attribuer, avec quelques philosophes
moroses, la plupart de ces affections, aux erreurs et aux folies de l'homme, puisqu'il y est
en quelque sorte dévoué par son tempérament

et sa constitution. Mais d'un autre côté, parce que la *médecine* ne parvient pas *toujours* à prévenir ou à suspendre leurs ravages, soutenir qu'elle ne le peut *jamais*, ne serait pas moins erroné. Faut-il nier sa puissance parce qu'elle a des limites (1); autant vaudrait exiger qu'elle rallumât le flambeau de la vie dans un cadavre, ou qu'elle empêchât de mourir. C'est le secret de Prométhée que la jonglerie peut seule exploiter aux dépens de la crédulité.

Chronicité. — *L'inflammation* est souvent enrayée dans sa marche par les moyens que lui oppose une théorie rationnelle, éclairée par une sage expérience. Mais il n'est pas rare non plus que, toute méthode de traitement demeurant inutile, la maladie parcoure ses périodes accoutumées pour se terminer d'une manière plus ou moins funeste. Nous avons indiqué déjà à cet égard la *suppuration* et la *gangrène;* suivant l'ordre rigoureux, cet exposé devait commencer par la *résolution*, dénomination consacrée pour désigner l'espèce de terminaison par laquelle

(1) Quia ægri non omnes convalescunt, *dit le prince des orateurs romains*, non idcircò ars nulla medicina est.

l'*inflammation* se dissipe sans changement notable dans les parties, et sans évacuation de produits hétérogènes sensibles, après un temps de durée variable. Mais l'objet qui doit surtout fixer ici notre attention, c'est le passage de la phlegmasie à l'*état chronique*, c'est-à-dire sa prolongation sous une forme lente, et le plus souvent *désorganisatrice*, source de tant d'affections cruelles long-temps méconnues, et qui, ne pouvant avoir lieu dans les *irritations* proprement dites, fournit une nouvelle preuve de la distinction que nous avons établie entre ces deux degrés de maladie.

Cancer, induration ou *squirrhe.* — Voulez-vous prendre une idée des tristes effets de l'affection la plus déplorable ? Suivez-nous un instant dans les asyles consacrés à l'infortune et à la douleur ? Jetez les yeux sur ce malheureux qui, comme Tantale, se voit mourir au milieu des mets qu'il appète vainement, parce que son estomac les repousse sans cesse : il est atteint d'un *squirrhe au pylore*, dont l'origine a probablement été une *gastrite légère*, trop souvent entretenue depuis, par un traitement défavorable ou par l'intempérance. Plus loin, vous apercevez une femme dont le sein est la proie d'un horrible *cancer;* au temps de sa prospérité, elle craignit d'altérer les contours de ces organes, en faisant servir, suivant le vœu de la nature, le fluide qu'elle y produit, à l'alimentation des enfans dont elle fut mère. Trop souvent des topiques irritans empêchèrent même que cette liqueur bienfaisante s'y formât; tandis qu'une compression continuelle dans des corsets étroitement serrés, et l'emploi journalier des cosmétiques, les disposaient pour un moins noble usage. Qu'est-il arrivé? Ces parties sensibles et délicates, perpétuellement froissées et soumises à des impressions irritantes, sont peu à peu devenues le siége de douleurs plus ou moins vives; un engorgement n'a pas tardé à les suivre; et, au lieu d'invoquer les lumières d'un médecin lorsqu'il en était temps encore, l'aveugle préjugé l'a soumise aux vaines promesses du charlatanisme et aux dangereuses recettes du commérage. La tumeur, considérablement accrue à mesure qu'elle prenait un degré de *dureté* plus notable, a rapidement atteint le terme de son

développement, et alors elle s'est ouverte pour
donner passage, au milieu des souffrances les
plus atroces, à une suppuration *sanieuse* dont
la formation épuise lentement les matériaux nutritifs, pendant que la douleur achève de briser
l'existence d'une infortunée qui n'attend plus
que la mort, pour dernière ressource à sa souf-
france et à sa misère.

L'observation fait voir dans les deux cas précédens la dégénération la plus affreuse suc-
cédant à *une phlegmasie* quelquefois superficielle. C'est ici l'occasion de rappeler un principe
de physiologie pathologique des plus importans, savoir : que la gravité des maladies dépend souvent de la constitution et du tempérament des personnes qu'elles affectent. Appliqué particulièrement à la formation du *cancer*,
il montre comment, par une combinaison particulière des élémens organiques, elle devient
chez quelques individus extrêmement facile,
et pour ainsi dire, inévitable. Ces deux exemples suffiront, je crois, pour permettre de concevoir maintenant les bases de la nouvelle doctrine médicale sur cet ordre d'affections, et en

faire l'application à tous les tissus de l'économie. Comme on l'a vu, c'est à l'*inflammation
chronique*, entretenant une *irritation* et une
tuméfaction permanentes dans les organes où
elle intéresse plus particulièrement les vaisseaux lymphatiques, que cette dégénération
en *squirrhe* ou endurcissement, et en *cancer*,
deux degrés divers d'une affection identique,
doit être rapportée. Nous l'avons montrée sur
les deux surfaces de l'estomac et de la peau,
pour le *squirrhe au pylore* et le *cancer des
mamelles ;* il eût été également facile de la
suivre dans le système osseux, où elle développe l'affection nommée *ostéosarcome*, dans
les poumons, où elle prend le nom de *tubercules* (1), mais nous allons la montrer sous un
aspect plus général encore, dans la théorie des
scrofules.

(1) Voyez plus loin le chapitre *de l'hérédité des maladies.*

Section IV.

Des scrofules ou écrouelles.

Les théories médicales, en passant dans le commerce ordinaire de la vie, perdent toujours nécessairement de leur clarté par leur mélange avec des principes ou des idées plus ou moins hétérogènes. Mais lorsque ces théories elles-mêmes ne reposent que sur des hypothèses frivoles ou des faits imaginaires, il faut bien s'attendre à ne plus trouver que le chaos, après que l'imagination et les préjugés populaires, seront encore venus accroître les ténèbres. Telle est en peu de mots l'histoire de la maladie qui va faire le sujet de ce paragraphe, que réclamaient à la fois, et la circonstance de cette obscurité, et l'importance de l'affection elle-même ; d'autant que, sans nous écarter de la ligne des notions générales, il nous facilitera les moyens d'ajouter quelques éclaircissemens de plus à la théorie des *phlegmasies chroniques.*

On connaît assez le genre d'affection désigné

par le mot barbare *écrouelles;* ainsi que le ridicule privilége de leur guérison, attaché par l'ignorance et la superstition à l'attouchement de quelques mains royales, dans le temps où toute l'instruction consistait en des jongleries mystiques, et les procédés curatifs dans les illusions de la foi. Plus tard, quand les explications furent devenues plus savantes, elles n'en furent guère plus intelligibles; nous voulons parler de l'époque où dominaient en médecine les idées mécaniques et chimiques, qui vinrent bientôt se combiner dans les doctrines *humorales.* Cet alliage qui jusqu'à une époque assez peu éloignée, subsista dans les livres des médecins, n'a plus cours que parmi les gens du monde, habitués dès long-temps à répéter les mots de *vice, âcreté des humeurs,* en parlant des *scrofules,* et en général de toutes les maladies du système lymphatique. Quand on commença à comprendre qu'il ne suffisait pas dans l'étude d'une science, de se payer de mots, les bons esprits ne tardèrent pas à reconnaître le vide et la fausseté d'un pareil langage. Dèslors, l'observation substituée au vague des conjectures et à l'arbitraire scolastique, firent voir dans le développement des affections *scrofuleuses*, l'influence d'un tempérament et d'une constitution marqués par la prépondérance de l'un des systèmes organiques de l'économie. Mais il y avait une erreur plus grave à détruire ; c'était celle qui attribuait la production des *scrofules* à une prétendue *faiblesse originaire* ; et cette opinion prenait sa source, comme nous allons le voir, dans un principe également démontré faux, par la pratique et par la théorie.

La croyance générale voulait que l'organe *le plus faible* du corps, fût aussi le plus passible de maladie; l'expérience a justement prouvé la certitude de la proposition contraire, et il est aujourd'hui bien reconnu, que c'est la partie la plus *développée*, la plus *active*, par conséquent la plus *forte*, par laquelle on est aussi le plus exposé à devenir malade. Citons quelques exemples ; les maladies de poitrine, les *hémophthisies* ou *crachemens de sang*, affectent toujours de préférence les chanteurs, les crieurs publics, les avocats, les orateurs ; tandis que l'*apoplexie* et les autres *irritations* cérébrales, sont le partage des écrivains, des penseurs, des philosophes ; or, chez ces derniers, le cerveau, organe physique des facultés intellectuelles, est de beaucoup plus *actif*, plus *développé*, plus *fort* que tous les autres ; et la même observation se fait chez les premiers, à l'avantage des organes pectoraux et de la voix. Appliquant maintenant cette rectification à la constitution des personnes douées du *tempérament lymphatique*, nous verrons que c'est la *prédominance* relative du système de ce nom, qui favorise la production de ses maladies particulières. Il est vrai que ce *surcroît* de développement s'allie toujours à l'état opposé des autres appareils organiques, par la même disposition qui, chez les femmes, donne au *système sensitif* une activité si notable au milieu de l'inertie, ou même de la débilité des autres parties de l'organisme. Ainsi, loin d'être un résultat de *l'altération des fluides*, comme on l'avait supposé, ou l'effet de la *faiblesse générale*, comme on l'enseigna long-temps dans les écoles, il demeure bien prouvé que la nature des *écrouelles*, des maladies *scrofuleuses*, *lym-*

phatiques, tient essentiellement à une condition toute différente, et qui la rattache aux affections *sthéniques*.

Ce n'est pas que *l'irritation* et la *phlegmasie* y soient marquées des mêmes caractères, et surtout aussi prononcés que nous les avons observés dans les parties où les *vaisseaux sanguins* prédominent. Une tuméfaction sans *rougeur*, sans *chaleur* et le plus souvent sans *douleur*, fait la base des *engorgemens lymphatiques*, dont la marche, extrêmement lente, trouble rarement les fonctions des autres organes, par une *irradiation sympathique*. M. Broussais crut que le mot *sub-inflammation* serait propre à exprimer la nature de l'altération de cet ordre de vaisseaux, ne faisant pas attention que celle-ci demeurait identiquement *la même* que dans *l'inflammation ordinaire*, sauf la modification que la composition propre des tissus lui imprime. C'est pas suite de cette dernière circonstance encore, que la *suppuration* a rarement lieu dans les *phlegmasies lymphatiques*, qui se terminent presque toujours par *résolution* ou par *endurcissement*, premier degré et sorte d'état intermédiaire à la *dégénération cance-reuse*, terme funeste où les deux branches de l'art de guérir, ne réunissent leurs principes et leurs moyens, que pour en mieux connaître trop souvent toute l'impuissance.

Il ne faut pas croire toutefois que la *chroni-cité de l'inflammation*, ait toujours pour résultat *l'induration* ou la *dégénération cancéreuse* des parties affectées. On la voit assez souvent suivre une autre marche ; alors les organes se détruisent plus ou moins rapidement, par une irritation d'une intensité variable qui, provo-quant, la plupart du temps, une réaction sym-pathique continue de la part du cœur et de l'appareil circulatoire, fait périr les individus dans la *consomption* et le *marasme*.

Une des terminaisons les plus familières aux phlegmasies, ce sont incontestablement les *hy-dropisies*. Ainsi *l'hydrothorax*, ou *hydropisie de poitrine*, dont mourut le grand Fréderic, est fréquemment le résultat de la *pleurésie*, *l'ascite* ou *hydropisie du bas-ventre*, succède souvent à l'inflammation du péritoine, et *l'hy-drocéphale aiguë*, cette affection désastreuse du premier âge, est la suite de la *phlegmasie chronique* des membranes du cerveau ou de la *méningite.* Telle est la conséquence immédiate à déduire de l'observation générale, c'est que cette section, autrefois si obscure des hydropisies, est aujourd'hui bien appréciée dans sa nature, qui tient, comme nous venons de le voir, presque toujours à une inflammation chronique, et peut au moins, dans tous les cas, être rattachée aux affections irritatives.

On trouvera sans doute une grande distance entre les caractères primitifs que nous avons assignés à l'*inflammation,* et l'aspect que présentent les altérations chroniques qui en dérivent. Mais cette difficulté n'en est pas une pour l'observateur attentif, à qui un examen réitéré a permis de constater leur identité de nature. La petite parcelle de mucus qui forme les premiers linéamens de l'embryon humain, ne ressemble certainement pas davantage à l'admirable assemblage d'organes qui en provient dans la suite (1). Pour acquérir des preuves irrécusables, il faut, en pareil cas, remonter toujours à la

(1) Voyez le *Résumé de physiologie.*

source, et ce précepte devient encore plus rigoureux, de même qu'en morale et en philosophie, quand il s'agit d'opposer les moyens de la thérapeutique aux premières traces d'irritation, dans quelque point de l'organisme où nous avons vu qu'elle peut avoir des effets si déplorables (1).

CHAPITRE IV.

Des irritations nerveuses.

LA *trame* des organes est essentiellement formée de vaisseaux sanguins, de vaisseaux lymphatiques et de filets nerveux, liés et réunis ensemble au moyen d'un tissu particulier, que les anatomistes nomment *cellulaire*, et qui n'est peut-être lui-même qu'un *réseau* des *systèmes* précédens, réduits à une ténuité extrême (2). On voit que la doctrine *atomistique* (3), c'est-à-dire la *division à l'infini* des corps en parties

(1) Principiis obsta. . . . . . .
                    serò medicina paratur.
(2) Voyez le *Résumé d'anatomie.*
(3) Voyez le *Résumé de physique* et de *chimie.*

de plus en plus petites, mais toujours semblables, s'applique à l'organisation des êtres animés, ainsi qu'aux êtres inorganiques. Telle est
la *fusion* des *élémens* de la texture des parties
vivantes, que les distinguer n'est pas moins impossible, que d'assigner les limites de leurs altérations respectives.

Cette détermination ne peut être établie que
dans les gros faisceaux isolés de chacun de ces
systèmes, comme les *veines* et les *artères* pour
le premier; les gros *troncs lymphatiques* pour
le second, et enfin dans les *nerfs principaux*
pour le troisième. Cependant on peut encore estimer la différence à cet égard, par leur prédominance particulière dans les organes. Ainsi,
là où les vaisseaux sanguins sont en plus grande
quantité, comme à la peau, on a le véritable
type de l'*inflammation;* dans les glandes qui
contiennent beaucoup de lymphatiques, l'inflammation suit la marche *chronique*, avec tendance à l'induration et à la dégénération cancéreuse; enfin l'appareil des sens que spécifie un
développement très-marqué du système nerveux, nous offre les *névroses* et les *névralgies;*

ordre très-important des maladies *irritatives* auxquelles nous allons consacrer quelques développemens indispensables.

SECTION PREMIÈRE.

Des névroses.

On connaît l'empire que l'imagination exerce sur l'existence physique et morale de l'homme. Jouet constant de ses illusions, il s'abandonne tour-à-tour à la crainte ou à la joie, au désespoir ou à l'espérance. La douleur, qui lui laisse si peu de calme, revêt mille formes différentes pour empoisonner ses courts instans de bonheur, et pour augmenter ses tourmens pendant le cours de ses maladies. Telle est la conséquence de cette prédominance nerveuse, qui, le distinguant dans la chaîne des êtres, lui donne aussi le triste privilége d'une vie presque toujours souffrante. Voyez au contraire l'animal atteint de maladie, il ne vous présentera ni cette anxiété, ni cette agitation, ni cette inquiétude continuelles ; calme et résigné, il attend patiemment sa guérison du temps et de la nature. La disposition que je signale, n'a pas la même énergie chez tous les hommes; il en est même qui s'éloignent assez peu des animaux par l'état obtus de leur sensibilité et leur caractère apathique. Mais quand elle a acquis toute son activité, le tempérament et la constitution en reçoivent une modification qui se manifeste ensuite dans l'exercice des fonctions ordinaires, et dans la marche de toutes les maladies.

Il en est deux qui peuvent nous fournir le beau idéal, s'il est permis de s'exprimer ainsi, de ce mode d'affections; on devine que je veux parler de l'*hystérie* et de l'*hypocondrie*. Apanage ordinaire du riche amolli et de l'épicurien blasé, l'une et l'autre sont presque inconnues dans cette classe moyenne, où le travail et l'activité de tous les jours, de tous les instants, ne laissent pas à la sensibilité le temps de s'exalter de la sorte. Ce n'est point ici une supposition gratuite, on connaît le fait de cette intéressante malade que le célèbre Tronchin guérit de ses vapeurs, en l'habituant à cirer sa chambre. C'est à tort, suivant nous, que les auteurs ont voulu rattacher l'*hystérie* et l'*hypocondrie* à l'irritation exclusive d'un organe , comme l'*utérus* chez la femme et les organes de la digestion chez l'homme. La preuve du contraire , c'est que les accidens des deux affections se montrent indistinctement dans les deux sexes , et qu'ils peuvent se déclarer à l'occasion de l'*éréthisme* de tous les organes, par l'effet de cette extrême susceptibilité nerveuse qui les constitue. Mobiles et fugitives, anomales et irrégulières, ces maladies présentent dans leur cours les plus singuliers contrastes ; le calme et le bien-être, remplacés tout-à-coup par l'agitation et les douleurs les plus aiguës ; l'affliction et la mélancolie , avec des accès d'une joie parfaite et d'une gaîté bruyante, en un mot, cette incohérence de phénomènes, qui spécifie les irritations du système nerveux connues sous le nom de *névroses* , et qui, par ce caractère même d'incertitude et de mobilité , correspond évidemment au premier ordre des maladies *sthéniques.*

SECTION II.

Des névralgies.

Ces maladies sont considérées maintenant comme de vraies inflammations des cordons nerveux, et la meilleure preuve à cet égard, est celle qu'a fournie l'inspection cadavérique. En effet, comment douter du fait, lorsque l'observateur découvre une rougeur plus ou moins vive, une tuméfaction manifeste, et tous les autres caractères qui spécifient les phlegmasies les moins équivoques. Voilà donc, entre ces deux degrés de l'irritation nerveuse, la même ligne de démarcation que nous avons signalée à l'occasion des *fièvres* et des *inflammations* proprement dites. Mais tandis que les *névroses* sont presque toujours *sympathiques*, le siége de l'affection occupe le plus souvent les nerfs eux-mêmes, dans les *névralgies*. Tout ce qui les stimule, les blesse, les irrite trop vivement, peut y développer ce genre de lésion morbide. On voit quelquefois, par exemple, la piqûre d'un filet nerveux dans la saignée, déterminer

après des douleurs atroces, l'engorgement inflammatoire, suivi bientôt d'une suppuration
profonde, de la perte du bras, et bien souvent,
de la mort du malade.

La plus fréquente des *névralgies*, sans aucun doute celle du *nerf sciatique*, est assez connue pour nous dispenser d'une indication plus
longue. Une circonstance néanmoins fort remarquable, c'est la facilité que les malades ont
à parcourir du doigt le trajet du nerf enflammé,
en se dirigeant par l'impression douloureuse qui
les conduit à cet égard avec plus de certitude
peut-être que l'habitude des dissections anatomiques. Le nerf qui préside au jeu mobile de
la physionomie, et que par cette raison on nomma *pathétique*, est très-sujet à subir le mode
d'irritation qui nous occupe. Il n'est personne
qui n'ait vu quelque individu atteint de cette
névralgie faciale qui a reçu le nom de *tic douloureux*, dont les effets sont également pénibles
et désagréables, par l'altération des traits et la
douleur vive qu'ils occasionnent. *L'odontalgie*,
ou douleur des dents, peut s'élever dans quelques cas jusqu'à la névralgie. Enfin, cette dé-

8.

plorable maladie de l'enfance, les *convulsions*,
mais surtout leur plus haut degré, le *tétanos*,
peuvent avoir pour cause l'inflammation des cordons, et particulièrement des centres nerveux,
tels que le *cerveau* et la *moelle épinière*. Il est
plus ordinaire, toutefois, de les voir produites
par l'affection de tout autre organe, à commencer par l'irritation des vers dans les entrailles ;
ce qui prouve que ce dernier mode d'irritation
nerveuse se rapproche davantage des *névroses*,
puisque sa nature est essentiellement *sympathique*.

Ces deux degrés d'irritation présentent encore quelque différence, sous le rapport des terminaisons qu'elles affectent. Ainsi, les *névroses*, toujours *chroniques* puisqu'elles sont pour
ainsi dire *interminables*, n'altèrent que fort rarement le tissu même des organes, à cause de
leur existence mobile et superficielle. Dans les
névralgies, au contraire, les nerfs malades ont
été trouvés plus ou moins altérés, depuis le
simple engorgement inflammatoire, jusqu'à la
dégénération cancéreuse, ce qui achève de
démontrer la solidité, ou plutôt la nécessité

de la ligne de démarcation que nous avons établie.

CHAPITRE V.

Irritations hémorrhagiques.

L'*inflammation* n'est pas le seul mode d'*irritation* que les vaisseaux sanguins sont susceptibles d'éprouver; il arrive fréquemment qu'elle détermine l'écoulement de sang que les pathologistes désignent par le mot *hémorrhagie.* Celle-ci diffère essentiellement de la phlegmasie, puisque la *surabondance du sang,* indispensable pour cette dernière, ne peut exister dans l'autre qui le dissipe, au contraire, d'une manière plus ou moins prompte. Si les médecins physiologistes eussent bien apprécié l'importance de la distinction à établir entre l'*irritation* proprement dite et l'*inflammation,* ils n'auraient pas confondu, comme la plupart le font encore, les irritations *inflammatoires* et *hémorrhagiques.* On peut même avancer qu'il y a *incompatibilité* presqu'absolue entre ces maladies, à moins qu'on ne les considère dans les

cas où l'inflammation a détruit la texture organique, et où le sang s'échappe à la faveur de
l'*érosion* des vaisseaux, ainsi que cela s'observe,
par exemple, dans la *phthisie pulmonaire*. Ce
cas ne diffère en rien des hémorrhagies que déterminent les plaies ordinaires, ainsi qu'on le
verra plus en détail dans le traité de chirurgie.
La plupart du temps, l'un des états dont il s'a-
git, affaiblit sensiblement, ou même fait complètement cesser l'autre. C'est encore, pour ne
pas abandonner l'exemple précité, ce qui arrive dans les premiers temps des *hémoptysies* ou
crachemens de sang qui cessent ordinairement
lorsque l'inflammation les remplace dans les organes respiratoires. Inflammation et hémorrhagie s'excluent donc réciproquement ; l'une et
l'autre cependant appartiennent au même élément d'irritation, et cèdent aux mêmes moyens
de traitement.

Section première.

Hémorrhagies externes.

L'*hémorrhagie* peut arriver par divers points du corps vivant. On a, dit-on, observé plusieurs fois de véritables *sueurs de sang ;* et Louis XI, s'il faut en croire les historiens, périt d'une maladie semblable. Quoi qu'il en soit, les cas de cette espèce sont au moins fort rares. Toutes les fois, en effet, que le sang s'échappe par la surface cutanée, c'est qu'il y existe quelque déchirure, ulcération ou autre disposition analogue propre à lui donner passage. En général d'ailleurs les écoulemens sanguins qui se font par cette voie ne sont que supplémentaires d'autres évacuations sanguines que certains obstacles empêchent de se produire par leurs voies ordinaires. La plaie d'un vésicatoire est devenue quelquefois, par exemple, chez certaines femmes, le terme de leur hémorrhagie périodique.

Il peut arriver que l'hémorrhagie se fixe sur les poumons ou l'estomac, et alors se manifestent tous les mois des crachemens ou des vomissemens de sang qui appartiennent à la cause que nous venons d'indiquer, mais présentent toujours des chances beaucoup plus défavorables en raison de l'importance relative des organes.

Le *scorbut* offre quelque chose d'analogue à l'*hémorrhagie cutanée*, puisque les taches et les ulcérations dont la peau est le siége dans cette maladie, fournissent quelquefois une évacuation sanguine abondante. Mais, sans examiner la question controversée de l'altération intime des élémens du sang chez les individus atteints de cette affection, nous signalerons les avantages immenses apportés à cet égard dans la santé des marins par les applications d'une hygiène éclairée. La science en est surtout redevable aux travaux de M. Kéraudren, inspecteur-général de cette partie du service sanitaire.

Les *membranes muqueuses* sont le foyer le plus ordinaire des *hémorrhagies*. Celles dont nous avons parlé d'abord, comme pouvant remplacer la perte menstruelle, s'y développent par une infinité de causes qui font naître l'irritation dans les parties à travers lesquelles le fluide sanguin s'échappe. L'une constitue le *crache-ment de sang* ou l'*hémoptysie*, et a son siège dans la membrane muqueuse pulmonaire ; l'au-tre, qui a reçu le nom d'*hématémèse* ou *vo-missement de sang*, provient de la membrane interne ou muqueuse de l'estomac. Il serait su-perflu de s'arrêter sur l'*épistaxis* ou *hémorrha-gie nasale*, qui prend sa source dans la mu-queuse du *nez* ou *pituitaire*.

La *dyssenterie* n'a besoin que d'être nommée pour rappeler la plus cruelle des hémorrhagies par les douleurs atroces dont elle s'accompagne ; c'est dans la membrane muqueuse du gros in-testin qu'elle a son point de départ.

Nous mentionnerons enfin, parmi d'autres affections du même genre, l'*hématurie* ou hé-morrhagie de la muqueuse vésicale qui coïncide si fréquemment avec l'existence des calculs et de ces catarrhes de vessie, que la vie séden-taire rend si fréquens chez les hommes de let-tres. Voltaire, Buffon, d'Alembert, en furent particulièrement atteints dans le dernier siècle, et cette fâcheuse infirmité ne laissa pas que de contribuer peut-être à ces accès d'humeur et de

tristesse que respirent trop souvent leurs ouvrages. On a beau lutter, le *moral* se laisse toujours
mener par le *physique.*

Dans les divers cas d'hémorrhagie que nous
venons de signaler, le sang se produit toujours
au dehors, et c'est le caractère qui nous a fait
adopter pour leur désignation, le titre d'*hémorrhagies externes.* Mais il peut arriver que
le sang soit épanché hors de ses vaisseaux, sans
que rien à l'extérieur indique cette circonstance; le sang se répand alors dans l'intérieur
des cavités, comme le bas-ventre, la poitrine,
la tête; nous les nommons en pareils cas, *hémorrhagies internes.*

Section II.

Hémorrhagies internes.

On peut se faire aisément une idée du danger, ou plutôt des suites presque nécessairement mortelles de cette espèce d'affection. Elles
dépendent en effet, la plupart du temps, de la
rupture des gros vaisseaux, comme les veines

caves, le cœur lui-même; et joignent ainsi la compression que le sang, sorti de ses réservoirs ordinaires, doit naturellement exercer sur les viscères environnans, au danger inséparable de toute altération brusque et profonde du système organique le plus important de l'économie. De pareilles lésions étant toujours au-dessus des ressources de l'art, le médecin se console de manquer d'indices bien fixes sur leur existence, puisque, mieux éclairé à cet égard, il ne trouverait qu'un nouveau motif pour déplorer son impuissance. Ainsi des individus meurent presque subitement, offrant des symptômes dont il est presque impossible de déterminer la nature et la cause; l'ouverture du cadavre fait découvrir un épanchement sanguin considérable dans le bas-ventre, résultant de la rupture d'une grosse veine abdominale; qu'eût pu faire la médecine, alors qu'il lui eût été permis de pénétrer le mystère de ce funeste accident?

Mais il peut atteindre le cœur lui-même, ce qui ne le rend, comme on peut le présumer, ni plus facile à saisir, ni moins redoutable. Le célèbre *Corvisart* dit, dans son traité des maladies du cœur, avoir observé que la colère, la joie, en un mot, toutes les passions vives et excitantes, sont les causes les plus fréquentes de la rupture de ce viscère. Il ajoute que les troubles de la révolution, qui firent sur les divers individus des impressions si opposées, multiplièrent sensiblement les *ruptures du cœur.*

En vain demanderait-on à la médecine un moyen efficace contre cette lésion funeste qu'elle ne saurait prévoir et moins encore guérir, et pour laquelle il est permis de rappeler ces terribles paroles du Dante : *ici, plus d'espérance!* Que l'hygiène, en réglant d'une manière sage et éclairée le régime alimentaire de l'homme et ses rapports dans la vie sociale, le prémunisse donc contre de pareils maux qu'il faut s'attacher à prévenir, puisque non pas seulement les *guérir,* mais les *modérer,* est impossible.

Parmi les *hémorrhagies internes,* la plus commune, sans aucun doute, est *l'apoplexie.* Tout le monde sait que le cerveau est le siége de cette affection, mais peu de personnes peut-être, du moins hors de la classe des médecins, savent exactement en quoi elle consiste. Il y a même encore, parmi ces derniers, quelques divergences d'opinion à cet égard. Les uns, entre lesquels il suffit de citer le Morgagni français, M. le professeur Lallemand, de Montpellier, soutiennent que la rupture des vaisseaux, et dès-lors l'épanchement sanguin, existent toujours dans cette maladie; tandis que beaucoup de médecins dont nous partageons le sentiment, pensent que dans beaucoup de cas, il n'y a que *stase sanguine et congestion* cérébrale sans hémorrhagie proprement dite.

On peut assurer au reste que les observations des médecins de nos jours, sur cet ordre de maladies, forment un des titres de gloire les plus solides de l'époque. Pour n'en citer qu'une particularité, les anciens qui, jusqu'à *Morgagni*, n'avaient apprécié que très-confusément les rapports des symptômes des maladies, avec les traces de lésion découvertes par l'ouverture des cadavres, ignorèrent totalement la disposition organique coïncidente avec les retours, quelquefois multipliés, des épanchemens apoplectiques. C'est aux observateurs contemporains qu'est due la connaissance de ces *kistes* ou *poches séreu-*

ses, formées par une *lymphe coagulée* autour du fluide épanché, et qui, après avoir servi à son absorption, rapprochent leur parois en s'unissant, et ne présentent plus alors à la vue que des traces linéaires semblables à de véritables cicatrices. La même observation a été faite pour l'organe pulmonaire, où la possibilité de la *cicatrisation* se trouve ainsi démontrée. Une réflexion consolante, qui découle naturellement des faits précédens, et que nous nous plaisons à opposer à celle que nous avons exprimée un peu plus haut, c'est l'impossibilité d'assigner avec certitude, le terme auquel doit parvenir, quand elle suit une progression lente et graduée, l'altération d'un organe quelconque, avant d'être nécessairement mortelle ; ce qui fait encore suffisamment ressortir l'absurdité de la doctrine qui proclame l'*incurabilité* absolue de certaines maladies (1).

(1) Voyez 3ᵉ partie, *Maladies héréditaires.*

Section III.

Des terminaisons et effets consécutifs des hémorrhagies.

Au nombre des affections que l'on était dans l'usage de considérer comme la suite plus ou moins immédiate des pertes de sang, se trouvaient particulièrement les *hydropisies*. Rien de moins exact qu'une pareille *étiologie*. Tout ce qu'on peut dire à cet égard, c'est que ces deux ordres d'accidens ont quelquefois la même cause, comme les obstacles de la circulation, l'engorgement plus ou moins prononcé, et l'irritation de quelques organes (1). Mais un autre effet beaucoup plus grave, attaché à la persévérance des hémorrhagies, existe dans la prédisposition aux inflammations chroniques, que ces évacuations favorisent singulièrement, à cause de l'irritation qui les produit et les entretient elles-mêmes. Ainsi que nous l'avons observé,

(1) Voyez page 83, où il est démontré que les hydropisies, loin d'être des maladies par elles-mêmes, ne sont que des suites ou des effets d'autres maladies.

les hémorrhagies cessent lorsque l'inflammation est bien établie, pour reparaître lorsque celle-ci a détruit la texture organique. Telle est la source des pertes sanguines, qui achèvent d'épuiser la constitution des femmes, minées par ces inflammations chroniques de *l'utérus*, si sujettes à devenir cancéreuses, et où nous pourrions puiser, s'il en était besoin, une nouvelle preuve à l'appui du principe qui commande d'attaquer les irritations et les phlegmasies dans leur source, pour empêcher ces dégénérations chroniques toujours si pénibles à supporter, quand elles ne sont pas au-dessus des ressources de la médecine !

CHAPITRE VI.

Méthodes de traitement des maladies sthéniques.

On a dit, avec plus de malice que de raison, « que la médecine vienne sans le médecin, » comme s'il s'agissait d'un principe abstrait de philosophie, que chacun soit libre d'interpréter ou d'appliquer à sa manière. « On pouvait ajouter, tout aussi sensément, dit Corvisart, qu'il faudrait que les maladies vinssent sans malade ; et, en suivant cette ridicule idée, que n'a-t-on souhaité la physique sans physiciens, les arts sans artistes ? Disons le mot : autant valait demander le monde sans personne. Quelle pitié ! Molière et l'auteur de Gil Blas ont mieux frappé le but ! » Le citoyen de Genève aurait-il donc préféré la *médecine des gardes malades,* aux soins du praticien que dirigent les lumières d'une sage théorie, et les données de l'expérience ? A quoi dès-lors aboutit un sophisme qui a séduit la tourbe des esprits superficiels ? à un jeu de mots sans signification, ou à cette vérité triviale : qu'il y a dans la médecine, comme dans toutes les autres sciences, force ignorans, qui ne sont pas toujours les plus malheureux, ni le moins en crédit. Ah ! qu'il connut bien mieux, en effet, leur côté faible, l'immortel auteur du *Médecin malgré lui* et du *Malade imaginaire,* en se chargeant de réprouver le jargon barbare des médecins, et de châtier le ridicule de leurs habitudes ! A l'imagination qui s'égare dans la déclamation de Rousseau , com-

parez les résultats de l'observation judicieuse
et piquante de Molière ; l'une est demeurée
stérile comme toute pensée vide, l'autre a produit une révolution dans les mœurs de toute
une classe d'hommes, et, ce qui ne vaut pas
moins, dans le langage d'une science qui lui
doit à ce titre une éternelle gratitude !

Section première.

Médecine expectante.

Avant de juger légèrement les services de la
médecine, « qu'on déchire si volontiers quand
on se porte bien, et qu'au jour du danger on
invoque avec tant d'ardeur, » a dit un écrivain,
il faudrait peut-être consulter un peu plus l'expérience et la raison. Et d'abord, qu'est cette
nature dont chacun parle et célèbre les bienfaits, sans la connaître ? Est-ce donc une puissance occulte dont on doive suivre les ordres et
respecter les volontés ? Mais au lieu de ces illusions d'un langage métaphorique, considérez la
triste réalité de ces efforts prétendus autocrati-

ques, qui décident de la terminaison des maladies. Ce poète, dont vous savourez les riantes productions, ce penseur qui a consacré ses veilles aux progrès des connaissances humaines ; pourquoi seront-ils de préférence à tant de gens inutiles , victimes d'*apoplexies foudroyantes* dont avec un peu plus de bienveillance , la nature aurait sans doute pu les garantir? Mais enfin les voilà frappés; fera-t-elle les premiers frais de leur guérison; c'est bien le moins qu'on puisse exiger en faveur d'une vie si précieuse ? Comptez sur elle, et bientôt les muses en deuil, auront à déplorer la perte la plus cruelle. Ainsi donc, cette mère si tendre, cette nature si précautionnée, laisse pourtant périr dans ce cas son plus bel ouvrage ; heureux encore quand elle ne tourne pas contre lui ses propres armes!

Les exemples à cet égard ne sont pas rares. Cet être intéressant commençait à peine la carrière de la vie; une coupable indifférence, ou un préjugé aveugle, ont empêché de le prémunir par le plus innocent et le plus sûr préservatif, contre cette redoutable maladie, fléau constant des grâces et de la beauté , quand elle

9.

n'entraîne pas la mort de ses victimes. Il est atteint de la *petite vérole* qui suit une marche rapide; si du moins l'éruption parcourait régulièrement ses périodes, les jours de l'héritier d'un nom illustre, de la couronne des rois peut-être, seraient encore en sûreté. Ainsi ne le veut pas la *nature*. Par *erreur* ou par *caprice*, le travail inflammatoire fixé invariablement à la *surface cutanée*, eût été sans danger, elle le transporte sur les principaux viscères; une inflammation s'y développe, l'éruption s'arrête, et le malheureux succombe, alors qu'une voie si simple de guérison lui était ouverte!

La nature, comme nous venons de le voir, se trompe quelquefois; et la première conséquence à déduire de cette observation, c'est qu'*Hippocrate* a dit d'une manière beaucoup trop générale : *que l'art doit toujours marcher sur ses traces* (1). Non qu'il faille, comme *Asclépiade*, accuser la sage *expectation* du père de la médecine, *de n'être qu'une froide méditation sur la mort;* sa conduite, si prudente à une époque où la médecine était encore au ber-

(1) Quò natura vergit, eò ducendum.

ceau, honore également son esprit et son caractère. Une appréciation plus exacte des *lois organiques* qu'Hippocrate décora du nom de *nature*, a permis seulement de réduire beaucoup des préceptes dont l'utilité n'a pu qu'être affaiblie par les conquêtes dont l'art de guérir s'est enrichi dans l'espace de vingt siècles. Si une comparaison pouvait mieux faire comprendre l'esprit de la *médecine expectante*, elle se trouverait assez exactement dans la position de deux naufragés, dont l'un attendrait, immobile, que le cours naturel des vagues le jetât sur le rivage, tandis que l'autre lutterait contre elles de toutes ses forces, pour se sauver et atteindre le bord.

Crises. — A la vérité, il se produit parfois spontanément de ces changemens brusques dans l'ordre des phénomènes organiques, qui peuvent abréger beaucoup et même terminer entièrement le cours des maladies. Une hémorrhagie considérable, des sueurs abondantes, ont mis fin très-souvent à des *douleurs* de tête vives, et même à des *encéphalites* commençantes ; à des *rhumes* parvenus jusqu'au degré du *catarrhe pulmonaire* ou de la *pneumonie légère ;* mais ce dont il est bien important de tenir compte, c'est que ces *mouvemens salutaires* n'ont pas lieu dans les maladies graves où l'organisation est profondément affectée ; ce qui prouve assez combien il serait dangereux alors de les attendre et parfois même imprudent de les favoriser. Heureux le médecin à qui une pénétration facile et une expérience réfléchie ont permis d'annoncer et de prédire en quelque sorte, une de ces *crises* favorables ; son triomphe est certain et sa prépondérance désormais assurée. Ainsi autrefois *Galien* s'éleva au-dessus de ses rivaux, en pronostiquant dans une circonstance, une hémorrhagie nasale qui eut lieu en effet, au grand soulagement du malade. La même chose arriva au peintre gracieux et fidèle d'un sexe enchanteur, à ce modeste *Roussel,* que l'estime du célèbre *Bordeu* ne recommandait pas encore suffisamment à la confiance d'un malade qu'il voyait pour son illustre ami, et dont il fallut, pour ainsi dire, que le hasard lui révélât tout le mérite.

On a donné très-anciennement le nom de *cri-*

ses aux effets *médicateurs* dont nous parlons. Malgré leur distinction en *vraies* et *fausses*, il est ordinaire que l'acception de ce mot indique quelque chose d'avantageux ; contradictoirement à ce qui a lieu dans le langage ordinaire où le mot *crise* ne sert qu'à exprimer ces bouleversemens profonds, mais instantanés, qui changent la face de quelques points du globe, et compromettent trop souvent l'existence des peuples. La doctrine *des crises* a subi de grandes modifications pour ne pas dire une subversion totale, par la théorie médicale de notre époque. Il est bien constant, ainsi que nous l'avons observé déjà, que l'on ne les rencontre que dans les maladies légères, où l'altération des tissus, ne dépassant pas le degré qui constitue en général les irritations, permet un déplacement facile pour toute *excitation spontanée*, ou *artificielle* d'un autre organe. Ainsi, la sueur qui survient dans un *corysa*, dans une *angine* peu intense, fait *diversion* par *l'excitement* de la peau qu'elle nécessite, à l'irritation de la membrane muqueuse du nez et de la gorge qui formait la cause des affections ainsi terminées. On conçoit que, pour l'utilité de ce déplacement, il faut qu'il ait lieu d'une partie à une autre partie moins importante, ou du centre à la *périphérie*. Quand la disposition contraire existe, comme dans le cas précédemment cité de la *rétrocession* de la petite vérole sur un organe intérieur, le danger augmente en raison de l'importance relative de cet organe; alors le mouvement organique qui déplace le siége de la maladie, est loin d'être favorable; aussi le nommait-on *fausse crise*.

Par une application du système numérique de Pythagore, on voulut assujettir la manifestation des *crises* à un calcul de jours sur lequel on ne s'accorda jamais, parce qu'il est impossible que l'observation se prête à l'arbitraire. On sait avec quelle anxiété les amis, les parens attendaient autrefois, sur la parole du docteur, le jour, l'heure, le moment qui devaient décider du salut ou de la mort, réservés à des personnes chéries. Il faut bien enfin l'avouer, quand ce n'est plus d'ailleurs un secret, cette prescience n'est que du charlatanisme, et ses prétentions une faiblesse ou un ridicule. Quant aux crises, elles se réduisent à fort peu de chose, si l'on veut ne pas considérer que c'est au médecin éclairé à les produire dans la plupart des cas, en détruisant par un traitement prompt et sage les foyers du mal qui enchaînent les plus importans phénomènes de l'organisme.

Médecine agissante. — Avez-vous eu quelquefois à soutenir les atteintes de la douleur physique ; c'est bien alors que vous aurez dit avec le poète :

« Allez, volez, heures trop lentes. »

car, pour l'homme qui souffre, le temps ne marche pas, il se traîne. Mais à ce motif déjà si puissant viennent se joindre, pour faire mieux sentir les avantages d'une médecine prompte et active, d'autres considérations puisées à la source d'une expérience réfléchie. Il est incontestable en effet, et déjà nous l'avons fait entrevoir par quelques exemples, qu'une infinité de maladies devenues avec le temps extrêmement graves et quelquefois mortelles, n'ont eu cependant que des commencemens très-légers, et dont un traitement opportun eût pu facilement prévenir les suites. Ainsi, *la médecine agissante* est fondée en principe ; ce qui ne veut pas dire qu'il soit, dans tous les cas de maladie, indispensable d'accumuler les ressources de l'art et surtout d'en précipiter l'usage.

Loin de là, c'est au contraire un devoir et une règle sage à la fois, de s'en abstenir dans beaucoup de circonstances. Un grand nombre d'affections, ou plus exactement *d'indispositions*, suivant le langage vulgaire, des *rhumes*, des *maux de gorge*, des *corysas*, ne sont devenus des maladies sérieuses que parce qu'on n'a pas su *attendre*, ou qu'on les a *traitées sans méthode*. D'un autre côté, faudra-t-il soumettre en pure perte à toute l'austérité d'un régime pénible et au déboire d'une foule de préparations médicamenteuses cet infortuné que l'altération profonde de quelque organe conduit plus ou moins lentement à une fin inévitable ? Dans ces deux cas extrêmes, dont le médecin peut seul être établi juge, son rôle se borne pour le premier, à favoriser les mouvemens *salutaires de la nature* dont il devient alors réellement le *ministre*, et pour le second, son caractère n'est guère que celui d'un ami tendre et d'un consolateur.

Cette dernière circonstance peut d'ailleurs faire sentir que la médecine, même *agissante*, ne se borne pas à prescrire des drogues, mais qu'elle emprunte quelquefois ses moyens les plus puissans à l'influence morale. Celle-ci est souvent pour la plus grande part dans le succès de certains remèdes ; il suffit de rappeler entre mille exemples à l'appui de cette observation, l'histoire *des pillules de mie de pain dorée* du célèbre *Bouvart*. Qui ne connaît aujourd'hui cette belle conduite de *Tronchin*, dans une circonstance difficile, qu'on ne cite plus que pour rappeler une action honorable ? Un riche négociant, dont il était le médecin, dépérissait, miné par une maladie de langueur ; Tronchin découvre que cet état tient à l'embarras momentané de ses affaires. Il demande aussitôt de quoi écrire, et ayant l'air de tracer une formule, il souscrit un billet de 5o,ooo fr., payable à vue chez son notaire. Ce trait généreux rendit au malade toute sa sérénité, et conserva à la société un homme estimable que le désespoir pouvait promptement conduire au tombeau.

Dans les maladies, même intermédiaires à celles dont nous venons de parler, et qui sont celles où il est véritablement à propos *d'agir*, à combien de conditions difficiles il faut d'abord satisfaire, pour acquérir cette précision d'idées sans laquelle il ne peut y avoir ni pratique raisonnée, ni saine médecine? *Siège, nature, degré, complication* des maladies, voilà une partie des problèmes à résoudre avant de rien prescrire; sans jamais perdre de vue que le *doute*, et par conséquent *l'inaction* sont de rigueur dans les cas équivoques; car le premier précepte de l'art est de *ne pas nuire*. Il est d'ailleurs diverses méthodes de traitement, dont l'emploi, variable suivant les périodes des maladies et une infinité d'autres circonstances, mérite toute l'attention du médecin; elles peuvent se réduire à trois dans les maladies *sthéniques*, ainsi que nous allons le montrer, en faisant connaître les principes sur lesquels chacune d'elles est basée.

Section II.

Méthode débilitante directe ou antiphlogistique.

Qu'on calcule le temps qu'il eût fallu à l'homme pour arriver , par la seule puissance de la réflexion et de ses facultés intellectuelles , à la plus petite partie des découvertes scientifiques qui agrandissent son existence et des arts qui la protégent ou l'embellissent , et l'on comprendra combien il doit se féliciter que le hasard ait si souvent et si heureusement aidé sa faiblesse. La chute d'une pomme révèle à Newton le système du monde. « Des navigateurs » phéniciens, dit M. Cuvier , remarquent sur » le rivage de la Bétique le résultat de la combinaison du sable et du nitre sous l'influence » d'une forte chaleur solaire. Dès-lors la fabrication du verre est connue, et avec elle naît cette » foule d'applications ingénieuses ou utiles , » qui ont tant étendu le domaine de l'optique. » Aucune science n'a peut-être été mieux partagée à cet égard que la médecine. Mais n'a-t-on pas aussi, à force de vouloir généraliser le fait, outre-passé les bornes de la vérité? C'est, par exemple, ce qu'il nous paraît difficile de mettre en doute, relativement à l'explication plus que subtile dans laquelle Pline a voulu trouver l'origine de la *saignée*. Suivant lui, l'instinct prétendu de l'*hippopotame*, qui porterait cet animal à sortir de l'eau et à s'ouvrir une vaine de la jambe avec un fragment de roseau, afin d'éviter les inconvéniens de l'obésité, aurait fourni la première idée de cette opération. L'homme, sans doute, est essentiellement imitateur, et c'est même cette qualité qui forme, ainsi que l'a si agréablement prouvé M. Alibert, un des premiers élémens de la vie sociale ; mais il n'est pas moins difficile pour cela de croire qu'il aille chercher les sujets d'imitation dans une espèce animale aussi éloignée de lui. On a dit avec beaucoup plus de vraisemblance, que l'observation des *hémorrhagies spontanées* et de leurs bons effets, avait dû conduire à imiter la nature sur ce point, et qu'il était superflu de chercher une autre origine à la saignée.

Quoi qu'il en soit, l'art de guérir n'a pas de moyen plus fréquemment employé, ni plus puissant. Il constitue essentiellement le fond des procédés curatifs adoptés contre les maladies *sthéniques* ou *inflammatoires*. Le but qu'on se propose d'abord en pareil cas est de diminuer l'accroissement de l'*action moléculaire*, qui a lieu dans certaines parties, et l'*excitation* qui se montre dans quelques systèmes. Peut-il y avoir une voie plus directe à cet égard, que la soustraction du fluide si justement surnommé *vital*, puisqu'il sert à nourrir et à réparer tous les organes ?

Il y a, comme on sait, plusieurs manières de tirer du sang qui, quoique semblables dans leur but final d'*affaiblir l'économie*, sont néanmoins destinées à remplir des indications différentes. La moins usitée, et pourtant la plus *directe*, est celle qui consiste à ouvrir les *artères*. De bons esprits et des praticiens éclairés pensent que cette opération devrait être plus souvent employée, surtout dans les inflammations cérébrales. La soustraction du *sang veineux* dans la saignée ordinaire, n'a

pas sans doute une influence aussi *immédiate*,
puisque le fluide qu'elle évacue a déjà servi
à la nutrition ; elle est aussi d'ailleurs adaptée
à quelques circonstances spéciales. Il ne faut
pas croire qu'il soit indifférent de piquer une
veine des membres supérieurs ou inférieurs,
cette détermination demeure soumise à quelques circonstances des mouvemens fluxionnaires. Ce *mode d'évacuation sanguine*, particulièrement indiqué dans quelques cas de maladie,
tels que les affections aiguës de la poitrine, où
une prompte *déplétion* est indispensable, convient essentiellement aux personnes robustes,
éminemment *plétoriques*, chez qui le système
sanguin offre une prédominance marquée, et
qui, à la plus légère irritation, éprouvent un
trouble *fébrile* intense et une *réaction générale*.

Faut-il, avec un public léger et malicieux,
attribuer à l'effet de la mode, l'emploi si fréquent aujourd'hui, et si l'on veut la vogue des
sangsues ? Pour trouver l'explication d'une
pareille réforme thérapeutique, il n'y a qu'à se
rappeler ce que nous avons dit plus haut, à
propos de la *localisation* invariablement ad-

mise maintenant pour toutes les maladies. Cette circonstance rendait évidemment nécessaire un procédé propre à modifier immédiatement les parties malades. Outre cette particularité de leur action locale, les saignées, par la succion des sangsues, ont encore un avantage que ne donne pas l'ouverture des veines avec la lancette, c'est l'évacuation simultanée du sang artériel et du sang veineux, par la déchirure de ces vaisseaux intimement unis dans la texture des organes de la surface du corps où on les applique. Il est encore certain que l'*irritation* qui accompagne la piqûre des sangsues peut n'être pas sans utilité dans quelques *phlegmasies* légères, comme aussi devenir cause de leur *exaspération*, quand elles ont été mises en trop petit nombre, ou par la disposition de certains tissus; c'est ce qui se voit quelquefois dans l'inflammation oculaire.

On ne se borne plus à appliquer les sangsues aux surfaces externes; l'expérience a démontré les avantages de leur application à l'entrée de quelques ouvertures naturelles, le globe de l'œil, la bouche, les fosses nasales. Comme ces

animaux manquent dans quelques pays, ou ne
peuvent être mis en usage dans certaines circonstances, il a fallu chercher un moyen propre à les suppléer. L'art trouve dans la pompe
à *scarificateur*, toutes les conditions qu'il exige
à peu près remplies. La manière de s'en servir
et la théorie de son action, sont d'ailleurs extrêmement simples. A mesure que l'air s'y raréfie, la peau s'élève et se gonfle ; on y fait pénétrer alors subitement à la faveur d'un mouvement facile, les cinq ou six lames dont se
trouve armé le scarificateur, et l'on obtient
ainsi une évacuation de sang plus ou moins
abondante.

Aux *évacuations sanguines* qui forment incontestablement la base du traitement approprié aux maladies *inflammatoires*, il faut ajouter quelques autres moyens qui, pour être
accessoires, n'en méritent pas moins une attention particulière. Au premier rang, il faut placer le *régime* dans l'état chronique, et la *diète*
quand l'affection est aiguë. Dans l'un et l'autre
cas, mais dans le second surtout, on a pour but
de diminuer les *matériaux nutritifs*, afin de

rendre les qualités du fluide sanguin plus *faibles* et moins *excitantes*. C'est dans les mêmes vues que sont prescrites généralement en si grande quantité les boissons délayantes, aqueuses, destinées à porter en même temps dans l'appareil de la circulation une sérosité abondante et à diminuer l'*éréthisme* des parties enflammées. On conçoit que cette dernière condition devient encore plus rigoureuse, quand il s'agit d'un organe soumis, comme l'estomac, par exemple, à leur influence d'une manière immédiate. Il y a en effet, alors *calme* et *repos* pour la partie, c'est-à-dire suspension de toute action fonctionnelle. Il est facile d'apprécier l'importance de cette dernière condition dans les maladies, par les inconvéniens de la conversation dans les inflammations de poitrine, dans les *hémoptysies*, et de la méditation dans celles de l'*encéphale*.

L'objet de la méthode *débilitante directe* ou *antiphlogistique* est donc d'affaiblir par la soustraction *générale* ou *partielle* du sang, et par les *modifications* imprimées à sa nature intime, l'*excitation* que son accumulation vi-

cieuse fait naître dans quelques organes , ainsi
que les qualités irritantes qu'il paraît contracter dans l'état *phlegmasique.* On a vu que
les moyens de l'art , sous ce rapport , ne sont
autres que ceux consacrés dès long-temps par
l'expérience, et compris par le célèbre *Dumou-*
lin, dans une sentence devenue proverbiale :
« Je laisse après moi trois grands médecins ,
disait-il en mourant, le *repos,* la *diète* et l'*eau.*»

Ce sont aussi les moyens principaux de cette
méthode *tempérante* que *Pomme* employait
avec tant de succès contre les maladies *nerveu-*
ses. Des bains , des *adoucissans,* de légers *nar-*
cotiques, ont pour but de calmer l'irritation
qui constitue les *névroses ,* de la même manière que des moyens plus actifs , des saignées,
des débilitans directs enfin , sont dirigés contre
les *névralgies.* Il y a dans leur graduation la
même proportion qui existe entre l'irritation et
la phlegmasie, tant offre de précision et de
certitude, la loi fondamentale de physiologie
pathologique que nous avons si souvent invo-
quée.

SECTION III.

Méthode débilitante indirecte ou révulsive.

Il est facile de prendre une idée du principe qui sert de base à cette méthode de traitement, car on le retrouve dans les combinaisons ordinaires de la vie sociale, aussi bien que dans les phénomènes les plus compliqués de la nature. Aucune faculté physique ou morale n'acquiert un haut degré de précision ou d'énergie, sans entraîner une lenteur et une faiblesse proportionnelles dans les autres ; et, par opposition, celles-ci prennent plus d'activité aussitôt que la prédominance de la première diminue, et que l'équilibre tend à se rétablir. Ainsi la loi des *compensations*, aussi profondément qu'ingénieusement développée par un écrivain habile, trouve toujours son application. « Voyez ce savant qui, dans ses abstraites méditations, dit Bichat, exerce constamment ses sens internes, et qui, passant sa vie dans le silence du cabinet, condamne les sens externes et les organes locomoteurs à l'inaction; voyez-le se livrant par hasard à un exercice du corps, vous rirez de sa maladresse et de son air emprunté. Ses sublimes conceptions vous étonnaient; la pesanteur de ses mouvemens vous amusera. Examinez au contraire ce danseur qui, par ses pas légers, semble retracer à nos yeux tout ce que, dans la fable, les ris et les grâces offrent de séduisant à notre imagination; vous croiriez que de profondes méditations ont amené cette heureuse harmonie de mouvemens; causez avec lui, vous trouverez l'homme le moins *surprenant* sous ces dehors qui vous ont surpris. » La même observation peut être vérifiée pour tous les sens et chez les espèces d'êtres les plus différentes. Chacun connaît, par exemple, la finesse de l'ouïe qui distingue presque tous les aveugles, et l'on sait également que le levrier, dépourvu de l'organe de l'odorat, est remarquable par le développement de celui de la vue. Tous ces faits et une infinité d'autres, qu'il serait superflu de rappeler, rentrent donc dans cette disposition générale, qu'une prépondérance partielle quelconque coïncide toujours avec une condition relative opposée, et montre dans quel sens il faut entendre la perfection, aussi bien que l'erreur de ceux qui rêvent l'*universalité*.

Ces prédominances organiques, le plus souvent natives, peuvent aussi être produites par l'art. C'est ainsi que l'exercice développe, comme nous l'avons déjà dit, certains organes, et que l'éducation et la direction du travail de l'esprit, favorisent l'énergie de quelques facultés intellectuelles. Ce surcroît d'action et de vie peut aller jusqu'à une *exaltation* qui nécessite le prompt usage des moyens propres à l'affaiblir et à la détruire. Il est inutile d'observer qu'une pareille constitution des organes les prédispose singulièrement aux maladies du même genre, c'est-à-dire aux *affections sthéniques*. Mais, de même que la *direction*, c'est-à-dire l'entraînement à une habitude perverse ou à une préoccupation dangereuse, peut être affaiblie et même effacée par toute autre impression plus vive ; de même l'inflammation d'un viscère peut être avantageusement combattue par la *phlegmasie artificielle* d'une autre partie. Ce misanthrope languit dévoré par

le chagrin et la douleur ; vous parvenez à lui
faire aimer les plaisirs de la société qu'il fuyait,
et le voilà presqu'aussitôt guéri. Un littérateur
avait résolu de se détruire pour mettre un
terme à sa misère ; il se rendait la nuit, dans
cette intention, sur le pont Neuf d'où il voulait
se précipiter dans la Seine ; chemin faisant, il
est attaqué par des assassins, dès-lors il ne
songe plus qu'à se défendre avec vigueur, et le
sentiment du danger qu'il a couru le rattache
plus vivement que jamais à la vie. Ici c'est
l'imagination vivement frappée qui a produit
cette diversion salutaire ; combien n'avons-nous
pas d'exemples de malades retrouvant la force
et la santé, au moment où un danger vient me-
nacer des personnes qui leur sont chères? La
pathologie montre souvent le même phénomène.
On a des observations, et M. Alibert en cite
plusieurs dans son magnifique ouvrage sur les
maladies de la peau, qu'une éruption dartreuse
a fait cesser des accès d'aliénation mentale. On
a vu un flux dyssentérique abondant détruire
complètement une inflammation de poitrine
très-grave, et qui faisait craindre la *phthisie*.

Ces deux ordres de faits ont une identité parfaite, et se rattachent à cette loi générale connue d'Hippocrate : *qu'une impression plus forte en détruit nécessairement une moins profonde* (1) ; et c'est précisément sur elle qu'est fondée la *méthode révulsive*.

Au lieu d'attaquer les *phlegmasies* par les moyens qui détruisent directement ses principes élémentaires, en diminuant la quantité du fluide sanguin, surtout dans les parties qu'il engorgeait, l'art a pour but, dans cette nouvelle voie thérapeutique, de substituer momentanément une *irritation*, ou même une *inflammation* qu'on pourra toujours faire cesser après qu'elle-même aura remplacé l'affection primitive. Un bain de pieds *sinapisé* fait cesser une *congestion cérébrale ;* dans la *douleur pleurétique*, vous appliquez un *vésicatoire* sur le côté de la poitrine, et cette inflammation extérieure détruit l'inflammation *interne*. On conçoit dès-lors qu'il n'y a que des *stimulans* plus ou moins énergiques qui soient pro-

(1) Duobus laboribus simul obortis, vehementior obscurat alterum. APHORISM.

pres à remplir cette indication. Aussi tous les moyens consacrés à cet usage depuis le plus léger *sinapisme* jusqu'au *cautère actuel* ou *fer rouge*, offrent-ils à des degrés différens cette propriété. On connaît généralement les formes variées d'*épispastiques*, *vésicatoires*, *cautères*, *moxas*, *sétons*, *etc.*, sans nous astreindre ici à les décrire. Ce qui est beaucoup plus important, c'est de rappeler le principe qui doit régler leur emploi dans les maladies. Leur action éminemment irritante indique assez avec quelle circonspection il faut en user dans les affections aiguës où trop souvent on voit l'excitation qui fait leur caractère s'accroître de toute l'influence de ces remèdes. Ce n'est donc en pareil cas, qu'après avoir convenablement affaibli la disposition inflammatoire par la méthode *antiphlogistique* qu'il est permis d'avoir recours à la *médication révulsive* infiniment mieux appropriée aux états morbides *lents* ou *chroniques*.

La surface cutanée est le lieu le plus ordinaire de l'application de cet ordre d'agens thérapeutiques. Cependant la membrane muqueuse *gastro-intestinale*, qui n'est au fond qu'une *peau intérieure*, est aussi choisie quelquefois pour ce mode de traitement. Des praticiens hardis n'ont pas craint d'y introduire dans ces vues, les substances les plus énergiques, et jusqu'aux poisons les plus corrosifs. C'est ainsi que la *pierre infernale* ou nitrate d'argent, a été administrée contre l'*épilepsie ;* et l'arsenic lui-même pour guérir la *fièvre quarte.* Mais cette pratique, qui consiste à empoisonner méthodiquement les malades, ainsi qu'on l'a dit avec autant de raison que d'esprit, ne sera jamais confiée qu'à un très-petit nombre de mains habiles. Quant à la théorie de la médication révulsive, ce que nous en avons dit, établit assez avec quel fondement la nouvelle doctrine médicale, qui en a si judicieusement réglé l'application, a substitué ses idées lumineuses aux vaines hypothèses des doctrines humorales. Cette circonstance n'empêchera pas que long-temps encore les commères ne voient dans l'évacuation des liquides et dans la suppuration, que l'action des *épispastiques* détermine, toute leur utilité, tandis que

c'est surtout dans l'irritation provoquée par
eux, que le médecin physiologiste la place.
Qu'il nous suffise de signaler ce préjugé, sans
prétendre le déraciner encore, car il est de ces
erreurs, « qu'on doit attaquer avec ménage-
» ment, a dit Voltaire, pour être plus sûr,
» avec le temps, de les détruire. »

Section IV.

Méthode perturbatrice.

L'esprit humain a des bornes qui lui inter-
disent jusqu'à l'espoir de soulever un jour le
voile, dont sont couverts beaucoup de phénomènes de la nature. Il faut donc se résigner à
cette ignorance inévitable, et le médecin plus
qu'aucun autre doit s'armer du doute philosophique. Mais alors même qu'il ne peut pénétrer
le secret de certains actes de l'économie, il lui
reste la satisfaction de pouvoir, quand ils s'é-
cartent de l'ordre normal, les y ramener par des
moyens que l'expérience a consacrés. Ce sont
ces moyens qui constituent la *méthode pertur-*

batrice, ainsi nommée parce que ses effets ne sont appréciés que par les changemens heureux qu'elle produit, sans qu'on ait sur la nature de leur action, des données qui seules établissent les saines théories. Très-souvent il arrive de voir guérir certaines affections par un traitement, que la théorie eût fait juger devoir plutôt leur être défavorable. Mais c'est ici surtout que le jugement et la sagacité du praticien, doivent le prévenir contre des tentatives séduisantes, ou de spécieuses réussites. Un coup d'épée dans la poitrine ayant évacué le pus dont cette cavité était remplie, la personne qui le reçut se trouva délivrée d'une maladie qui est presque toujours au-dessus des ressources de la médecine. Il est arrivé que des chutes graves, dans lesquelles la tête s'était trouvée violemment *contuse*, ont mis fin à des manies invétérées, et à d'autres affections non moins déplorables. Ainsi, le fameux saut de Leucate avait pu réussir à quelqu'amant infortuné; mais pour un succès incertain, combien ne cite-t-on pas de victimes ! Ce sont de ces hasards heureux, dont on profite, mais qu'on n'imite pas ; et certes s'il fallait tenter de recouvrer la santé à ce prix, la médecine risquerait de *devenir souvent pire que le mal*, et l'art de guérir cesserait de mériter son titre.

Cependant y a-t-il beaucoup moins d'inconséquence dans la conduite de tant de personnes, raisonnables d'ailleurs sur tout autre sujet, qui, sur ce qu'elles ont vu ou sur ce qu'on leur a dit *des bons effets* d'un médicament chez certains malades, s'empressent d'en user à leur tour, sans réfléchir que leur état pourrait bien leur en rendre l'action absolument contraire ! Les exemples ne nous manqueraient pas à l'appui de cette observation ; mais nous les bornerons à celui que fournit le spécifique fameux qui compte en ce moment tant de dupes. Je veux parler de ce *vomi-purgatif*, si recherché par tout ce qui, dans la société, se meut sans penser, ou se borne à imiter sans réfléchir, et proscrit par tous les hommes qui n'ont abjuré, ni les lumières de leur esprit, ni le témoignage de leur raison. Si la *méthode perturbatrice* n'avait que de pareilles ressources, il est sûr que l'humanité serait fort à plaindre, et mieux vaudrait encore revenir à la pratique du pur empirisme.

Heureusement nous n'en sommes plus à ce point, et, si la théorie médicale est en défaut pour expliquer l'action de certaines substances, l'observation et l'expérience ont appris du moins à en diriger utilement l'emploi. C'est ainsi que le plus justement renommé des *fébrifuges*, le *quinquina*, n'est pas encore autrement employé que comme moyen *perturbateur*, dont le praticien sait calculer, d'avance à la vérité, les résultats salutaires, et prévenir les effets défavorables.

Le *camphre*, la *digitale*, la *belladone* et une foule d'autres médicamens, se trouvent dans la même catégorie. Mais quelle sagacité ne faut-il pas pour diriger sagement l'administration si difficile de substances dont la vertu perturbatrice peut avoir de si funestes chances! ainsi, le camphre, cet *anti-aphrodisiaque* par excellence, a, dans quelques cas, trompé l'attente du praticien, en produisant le résultat contraire. Le titre de *fébrifuge*, si improprement donné au quinquina, induirait en erreur s'il faisait penser que ce remède guérit la fièvre, tandis qu'il ne fait que la prévenir, en empêchant le retour des accès. Une preuve décisive à cet égard, c'est qu'il accroît ordinairement le trouble fébrile et le rend même continu, lorsqu'on le donne pendant l'accès, temps où le traitement ordinaire des irritations, c'est-à-dire les *méthodes antiphlogistique* et *révulsive*, convient seul, prépare et rapproche *l'apyrexie*, moment d'élection pour le quinquina, qui, d'après ce que nous venons de dire, est essentiellement *anti-périodique.*

En revenant aux applications immédiates des principes que nous exposons, à l'ordre des maladies irritatives, nous verrons que de véritables phlegmasies cèdent quelquefois à un traitement, qui semblerait en théorie plus propre à les exaspérer qu'à les détruire. Certains *érysipèles* disparaissent par l'application d'un vésicatoire sur le point même de la surface cutanée que ces maladies occupent. *L'ophthalmie* est quelquefois très-avantageusement combattue par des lotions manifestement irritantes. Dans ces cas où des moyens *stimulans* font cesser des maladies dépendant d'un excès de *stimulus*, peut-on concevoir un pareil phénomène, autrement que par la décomposition de l'altération des tissus malades, l'influence du *trouble* ou de la *perturbation* produite par la substance médicamenteuse? Cette solution est loin sans doute de la clarté d'une démonstration géométrique; mais quelle est la science d'observation où l'on acquière jamais cette certitude? « Ne demandons pas à une science, a dit un écrivain, » une précision qui ne peut être la sienne. » Chaque science en effet a ses démonstrations et ses preuves, qui, dans leur application relative, peuvent tout aussi bien faire naître la conviction, et donner lieu aux règles les plus sûres.

Pour le fait pratique dont il s'agit, on ne peut au moins mettre en doute que le résultat dont nous parlons ne s'observe que dans les inflammations superficielles et chroniques. Une donnée qui n'est pas moins précieuse, c'est que la plupart des *stimulans*, ainsi employés sur la foi de l'expérience, peuvent être ramenés dans leurs effets à l'action *révulsive*. Nous n'en excepterons même pas ces *anti-spasmodiques*, ces *cal-*

mans, et toute cette foule de prétendus *spécifiques,* dont l'humanité crédule est si avide, et que l'ignorance et la routine prodiguent d'une manière si désastreuse. Prenons un exemple entre mille : que fait *l'opium* dans ces souffrances extrêmes, où la douleur tient constamment le malade dans l'agitation et l'insomnie ? Il procure un peu de calme et un assoupissement plus ou moins profond, c'est-à-dire qu'il *modifie* le cerveau, qu'il y développe une congestion passagère, avec laquelle s'éteint toute sensibilité. Mais donnez de l'opium lorsque cet organe est très *excité,* lorsqu'il est devenu le siége d'une fluxion, ou d'une inflammation intense, vous verrez l'insomnie se manifester avec le délire, ou bien le coma le plus profond et la mort, suivant le degré de la phlegmasie ou de la congestion existantes. C'est de cette manière que mourut Voltaire.

Nous pourrions peut-être ramener de même aux lois ordinaires de la théorie physiologique l'action de la plupart des moyens qui constituent la *méthode perturbatrice.* Cependant il faut encore laisser au temps et à l'expérience le

soin de dissiper l'obscurité qui couvre cette importante partie de la médecine pratique, en
rappelant même aux observateurs qui en feront
l'objet de leurs recherches, le sage précepte du
grand écrivain dont nous venons de parler :
« que la philosophie consiste à s'arrêter là où
» le flambeau de la physique nous manque. »

Deuxième Partie.

MALADIES ASTHÉNIQUES

ou

PAR DÉFAUT D'EXCITATION (1).

~~~~~~~~~~~~~~~~~~~~~~~~~~~~~~~~~

CHAPITRE PREMIER.

De l'asthénie ou faiblesse en général.

On peut comparer cet état des organes à la condition de l'homme qui, écarté pour ainsi dire de la route de la civilisation, vit et meurt dans la solitude, portant avec lui le germe des plus beaux talens et la flamme secrète du génie. Combien sont demeurés obscurs et ignorés, parce qu'il ne leur a manqué que l'occasion de se montrer avec éclat dans le monde! Mais si l'éducation, cette gymnastique précieuse des facultés intellectuelles, et ses auxiliaires naturels, l'émulation et l'amour de la gloire, sont

(1) Voyez le Tableau synoptique, à la fin de l'ouvrage.

nécessaires à l'existence morale de l'homme, qui
végète et s'énerve dès qu'elles lui manquent,
l'*excitation* lui est encore plus indispensable
au physique. Voyez bondir ce coursier qu'une
nourriture convenable et un exercice modéré
entretiennent dans l'état de force et de vigueur,
il dépérirait promptement si cette influence *excitatrice* lui était ravie. Condamnez de même
un homme à l'inaction, loin de l'impression
bienfaisante de la chaleur et de la lumière, ne
le nourrissez que d'alimens grossiers et insuffi-
sans, bientôt vous n'aurez plus qu'un être faible, chétif, étiolé, qui ne vous offrira qu'im-
parfaitement les traits de l'espèce humaine. Ce
n'est pas qu'il faille à tous les hommes les mêmes *excitans*, ni le même degré *d'excitation*,
mais elle est indispensable à tous, quelque diversité que présentent sa répartition et son intensité
dans les organes. Ainsi, elle était fort différente,
sans doute, chez Milon de Crotone et chez
Voltaire. Cette inégale distribution existe aussi
bien dans l'état pathologique ou maladif que
dans l'état sain ou physiologique; et cette circonstance en a même imposé pour extinction

totale de l'excitation qui n'existe véritablement qu'à la mort, sans quoi, comme l'a dit M. Boisseau, il serait possible *de ressusciter un cadavre*.

Section première.

Asthénie fausse.

On a cru long-temps au proverbe fameux, *vox populi, vox Dei,* et, à la faveur de cette prévention, mille erreurs se sont soutenues ou accréditées. La question dont nous allons nous occuper en fournit un exemple bien saillant pour la médecine. Rien de plus simple en effet que la *faiblesse,* dans l'opinion vulgaire, et il faut convenir qu'il n'y a pas long-temps que les médecins se sont élevés au-dessus d'elle. Un individu jeune et robuste est atteint d'une *pleurésie* violente avec fièvre vive et accablement extrême; n'est-il pas évident que ses *forces* sont *épuisées,* puisqu'il est dans l'incapacité de se mouvoir! Mais on lui retire une livre de sang par la saignée, et le voilà qui reprend son agilité première ; croyez-vous que le moyen soit de sa nature bien *fortifiant?* Un autre est tourmenté d'une *gastrite* accompagnée de digestions pénibles, de malaise, de fatigue générale, auxquels, dans ses préjugés de *débilité* ou d'*asthénie*, il n'oppose que le vin vieux, les *analeptiques*, le tout en pure perte, car la maladie ne fait que s'accroître. Il se décide enfin à changer de régime, fort étonné de se trouver dispos et guéri après quelques jours de diète. Ces deux exemples en diront plus sans doute que le meilleur commentaire, et ils prouveront qu'en médecine, ainsi qu'en beaucoup d'autres matières, il est fort dangereux de juger sur les apparences.

On doit donc bien s'attacher à faire disparaître cet équivoque, car nous venons de voir qu'un indice trompeur de débilité peut exister avec un surcroît réel de force ; mais cette distinction n'est pas toujours facile à faire, et souvent elle devient l'écueil du savoir et de l'expérience. Peut-être serait-il convenable de renoncer tout-à-fait à ces dénominations par elles-mêmes si vagues, de *force*, *faiblesse*, et de leur substituer un langage plus en harmonie avec les effets de la disposition organique. Du

reste ce qu'on entend aujourd'hui par *débilité*
dans les maladies, est plutôt une prédisposition, un effet, une complication, qu'un état,
qu'un *élément* de maladie lui-même. C'est en
quelque sorte une circonstance négative dont il
est plus facile de concevoir l'existence que de
démêler les caractères. Essayons cependant de
donner à cet égard quelques éclaircissemens qui
puissent faire apprécier au moins l'esprit des
diverses écoles et décider laquelle offre à cet
égard plus de certitude.

Système de Brown. Pour épargner à nos lecteurs l'étalage d'une érudition stérile et peu
propre à dissiper l'obscurité du sujet, il suffira
de leur faire connaître les idées de l'écossais
Brown, qu'on a si gratuitement voulu assimiler
à celles de l'école physiologique. A l'exemple
de *Thémison* (1), il admit des maladies par
excès de *force* et par *excès* de *faiblesse*. Le
nombre de celles-ci devint immense pour lui,
parce que, jugeant à la manière du commun des
hommes, il se contenta d'observer superficiel-
lement et ensuite déduisit de ces observations

(1) Voyez l'Introduction historique, page 13.

incomplètes des conséquences générales. Ne remarquant pas que ces signes d'accablement, de faiblesse, qui se montrent dans la plupart des maladies, coïncident avec des conditions intérieures entièrement opposées ; toutes les fois qu'il ne rencontrait pas les caractères saillans tels que, *la force du pouls, la coloration vive,* qu'on a coutume de considérer comme l'expression d'une énergie exubérante, les affections étaient à ses yeux des maladies *asthéniques.* Ainsi, pour n'avoir tenu compte que de ce qui se présente à la surface, Brown méconnut le grand principe de physiologie pathologique, des *concentrations organiques,* ou de cette disposition *d'antagonisme* qui fixe sur certaines parties avec l'énergie moléculaire le mouvement et l'activité vitale. En un mot, il ignora ce défaut *d'équilibre* qui constitue les maladies *locales,* dont l'appréciation sévère a conduit les médecins physiologistes à des conclusions justement opposées aux siennes, c'est-à-dire à reconnaître des *irritations* et des *phlegmasies,* là où son esprit prévenu n'avait su voir qu'*asthénie* ou *faiblesse.*

C'est à cause de cette dernière circonstance qu'on a cru pouvoir dire que le *Brownisme retourné* faisait tout le fonds de la nouvelle doctrine médicale. Étrange effet de la prévention et de l'esprit de parti! Le système de Copernic n'était non plus que le système *retourné* de Ptolémée (1) ; les antagonistes du premier ont-ils pour cela trouvé dans ce misérable argument une objection péremptoire ? Mais certes il existe entre les deux doctrines des disparates qui prouvent bien mieux leur différence d'origine. Ainsi Brown, tout entier aux spéculations systématiques, et ne voyant point de malades, ne considéra jamais l'organisme qu'en masse, ne paraissant seulement pas se douter de l'intérêt attaché à l'étude si importante des affections locales. Il ne fut pas moins étranger à l'observation des phénomènes *sympathiques* que nous avons vus si utilement employés par les médecins physiologistes pour parvenir à la détermination du *siége* et de la *nature* des maladies. Ce qu'il y a de plus étonnant dans la vie de ce réformateur célèbre, ce n'est pas précisément

(1) Voyez le *Résumé d'Astronomie*.

la fortune dont jouit si long-temps son système, puisque des erreurs bien plus grossières ont eu la même vogue, mais bien de le voir mourir victime de ses propres erreurs dans la force de l'âge. La *goutte* dont il était affecté, ne l'eût certainement pas conduit si promptement au tombeau, si, plus *sobre* ou moins *systématique*, il ne se fût donné, par l'abus le plus funeste des boissons excitantes, le germe de l'inflammation abdominale à laquelle il succomba. Déjà *Van Helmont* avait offert un exemple pareil d'obstination, en refusant de renoncer à son antipathie pour la saignée qu'exigeait une pleurésie, devenue par cette négligence promptement mortelle. L'amour de la gloire est-il donc assez vif pour étouffer tout autre sentiment humain ; ou bien faudrait-il absolument, pour assurer la destinée d'une secte, se sacrifier et mourir pour elle !...

Si la doctrine de Brown compte peu de martyrs, ce n'est pas qu'elle ait manqué de partisans. Malgré d'éclatans démentis, son règne n'est pas entièrement passé en Allemagne et surtout en Italie. L'Angleterre, livrée aux vieilles routines de la médecine humorale , est peut-être de tous les pays celui où , comme pour justifier le vieux proverbe que « nul n'est prophète chez soi , » les idées de ce réformateur ont été le plus froidement accueillies. L'école de M. Pinel créa, à son imitation , sa nombreuse classe des maladies *adynamiques*, parmi lesquelles une espèce de fièvres se trouvait rangée. Le caractère unique sur lequel cette distinction reposait, était la débilité musculaire. Mais les progrès de l'anatomie et de la physiologie pathologiques , ont démontré combien ce *diagnostic* et cette *étiologie* étaient imaginaires. *L'adynamie,* en effet , ou cette faiblesse de l'action des muscles qui la constitue, se montre , suivant la constitution des individus, dans une foule de phlegmasies internes et notamment dans les *péripneumonies,* ainsi que l'a fait voir M. Boisseau, qui, le premier , a judicieusement distingué les cas de cette espèce (1). C'était donc une erreur grave que celle qui, prenant pour l'expression générale de la nature d'une maladie, l'indice trompeur d'une *débilité fausse,* exposait à porter

(1) *Pyréthologie physiologique* , troisième édition.

dans l'économie et quelquefois sur les parties enflammées elles-mêmes, des irritations que ne pouvaient qu'accroître la concentration et l'irritation organiques déjà existantes. Une pareille découverte, qui appartient à notre époque, peut déjà seule donner les moyens d'apprécier la doctrine de Brown et celle des médecins véritablement physiologistes.

Nous avons vu d'ailleurs sur quel fondement erroné repose l'idée *de faiblesse* qui domine toute la pathologie Brownienne, puisque cet écrivain est parti, pour l'établir, d'une observation fausse et incomplète. Il ne faut donc pas y chercher une détermination claire et précise de la condition physique que ce mot exprime. Cependant Brown avait incontestablement été d'abord sur la bonne voie, quand il aperçut la nécessité de l'*excitation* pour l'entretien de l'action organique et par conséquent de la vie. Nous allons voir comment cette circonstance se lie, ou plutôt peut conduire à la solution de ces problèmes.

Section II.

Asthénie vraie.

Les hommes naissent avec des dispositions physiques et intellectuelles fort inégales. Il est évident que ces qualités respectives tiennent à une constitution correspondante des organes. Le défaut d'équilibre entre ces derniers n'est pas moins certain, et nous avons montré comment le développement natif, et l'excitation ou l'exercice, concourent à accroître l'*énergie*, la *force* des diverses parties du corps, en même temps qu'ils les prédisposent aux maladies asthéniques (1). Supposons maintenant le concours des circonstances opposées, c'est-à-dire un développement chétif d'organes que vous condamnez encore à l'inaction, que vous éloignez par conséquent de toute influence excitatrice ; voici ce qui arrivera : la partie s'affaiblira de plus en plus. c'est-à-dire que les fonctions y deviendront de moins en moins énergiques, et, pour

(1) Première partie, page 80.

peu que cette influence continue, l'amaigrisse-
ment et l'*atrophie* ne tarderont pas à s'ensuivre.
Comme la disposition opposée, celle-ci est le
plus souvent partielle, ou bornée à quelques organes ; mais ce qui la distingue, c'est qu'elle ne
saurait se communiquer par *sympathie* aux autres organes. Il en est, à cet égard, de l'économie animale ainsi que de l'organisation sociale,
où les individus actifs, intelligens ou robustes
tiennent le premier rang et communiquent
leurs sentimens et leurs passions à la multitude,
tandis que le mépris et l'obscurité sont le partage des êtres faibles ou apathiques. Mais, de
même que la *force d'inertie* fait durer certains
corps, il arrive aussi que *la faiblesse* est la
sauve-garde de quelques individus moins exposés à devenir malades, et, s'il est permis de parler ainsi, ne s'usant pas aussi vite que le reste
des hommes.

L'état *négatif* des organes que nous venons
de signaler peut être considéré comme une prédisposition aux maladies, en tant qu'il favorise
la prédominance de certains organes. C'est ainsi, pour suivre notre comparaison, que l'indif-

férence ou la faiblesse des citoyens livre souvent
le sort d'un état à l'ambition et au caprice d'in-
trigans adroits ou astucieux. La faiblesse n'est
que relative dans le cas pathologique en question, puisqu'on observe en même temps un surcroît d'énergie dans certains organes. C'est ce
que n'avaient jamais vu les Browniens, et qui
toutefois est très-important dans la pratique,
aussi bien que dans la théorie. Car, en faisant
cesser alors l'*excès de force* d'une part, on remédie à la faiblesse de l'autre; et pour cela il
suffit que l'*excitation* soit plus également répartie. La vraie *faiblesse* consiste dans le défaut
de toute excitation qui peut, ainsi que nous
allons le voir, être locale, ou modifier l'ensemble du système, suivant l'importance des organes qu'elle affecte.

CHAPITRE II.

De l'asthénie considérée dans son action
générale.

L'exemple le plus remarquable peut-être des
effets d'une impression *débilitante*, ou, pour

parler plus exactement, du *défaut d'excitation*
sur les appareils organiques, est celui que présente l'influence d'une température très-basse
ou d'un froid extrême. C'est au milieu des fri-
mats et des glaces polaires que se montre plus
manifestement son action funeste. On sait que
les peuples des régions hyperboréennes sont
d'une telle insensibilité, qu'ils supportent sans
douleur les blessures les plus profondes. D'une
autre part, l'histoire a déjà consacré cette cause
terrible de nos désastres dans la mémorable
campagne de Moscou, où tant de guerriers,
jusqu'alors invincibles, succombèrent aux rigueurs d'un froid extraordinaire, même pour
ces contrées. Malheur à la sentinelle qui ne ré-
sistait pas, en s'agitant, au sommeil perfide
dont on a tant de peine à se défendre alors, et
où on ne tombe que pour n'en plus sortir. C'est
en effet par l'assoupissement des sens que commence l'inertie, qui conduit à la faiblesse générale et celle-ci à une mort certaine. Dès que
la sensibilité est éteinte à la surface, les organes
internes ne tardent pas à partager cet état. Le
cœur surtout, dont l'impulsion imprimée au sang

portait sur tous les points le mouvement et la vie, cesse de battre, et avec lui toute son action organique s'arrête. Ainsi meurt l'individu longtemps exposé à un froid aigu qui lui ôte tout moyen de réaction, et devient par conséquent le terme extrême du défaut d'*excitation* ou de *l'asthénie.*

Il n'en est point ainsi dans les tourmens bien autrement affreux de l'inanition et de la faim. Au premier aspect, on pourrait croire, et bien des physiologistes ont cru en effet que la *faim* est un état essentiellement *asthénique*, entraînant dès-lors une impression purement *débilitante.* Il n'est pas douteux qu'à ne considérer que *l'épuisement* dont le défaut de nourriture est réellement suivi avec terminaison par une mort plus ou moins prompte, l'impression de la *faim* doit paraître éminemment asthénique. Mais pour le médecin qui ne s'arrête pas à un examen aussi superficiel, il se présente des phénomènes bien propres à lui suggérer l'opinion contraire. Quand le Dante nous a peint, en traits si déchirans, l'anxiété, les douleurs horribles, la soif brûlante du malheureux Ugolin et de ses enfans, il n'a pas seulement été grand poète, il s'est aussi montré profond observateur. C'est surtout par une douleur cuisante de l'estomac, accompagnée de sécheresse à la bouche et d'une soif ardente, que se manifeste la nature de cette affreuse situation ; et certes ces symptômes n'indiquèrent jamais *l'asthénie.*

Tel est à cet égard l'effet excitant de la douleur que des inflammations très-intenses se sont développées en pareil cas, et ont pu être constatées par l'ouverture des cadavres. Ne peut-on pas comparer cet état aux phlégmasies, que l'action néanmoins si débilitante du froid, quand elle est profonde et continue, produit dans la circonstance contraire, c'est-à-dire quand elle se borne à provoquer la réaction et la phlegmasie de quelques organes? Ainsi la faim, du moins dans ses effets immédiats, ne doit pas être regardée comme une influence asthénique, et cette observation nous montre en outre que l'estomac ne jouit pas, sous ce rapport, d'autant d'importance que quelques autres organes.

Cependant certaines *indigestions* reconnaissent véritablement *l'asthénie* pour cause. Tels sont les cas où l'estomac distendu outre mesure, est mis ensuite hors d'état de se contracter, de réagir sur les substances qu'il contient, en un mot est frappé *d'inertie.* On sait que cet accident peut aller jusqu'à produire subitement la mort, puisque ce fut ainsi que périt l'empereur Claude.

Il nous paraît aussi que dans les étés très-chauds, tels que celui par où nous venons de passer, les effets pernicieux des boissons très-froides et des glaces, effets qui ont été observés cette année, ne peut s'expliquer que par *l'asthénie* du tube alimentaire, conséquence naturelle de l'excitation plus grande alors de la peau. Cette disposition doit nécessairement entraîner de fréquentes *indigestions*, et même des symptômes de véritables *empoisonnemens* (1), lorsqu'on fait usage de substances, qui, telles que les glaces, sont essentiellement *sédatives.*

Quant à l'influence des passions, et parti-

(1) Voyez la *Toxicologie* ou Traité des poisons, à la fin du *Résumé de chimie.*

culièrement des passions débilitantes, quelque puissante qu'elle soit, leur intervention dans ces cas n'est que secondaire, et *l'asthénie*, commençant par quelqu'autre viscère, celle de l'estomac demeure alors indirecte.

Les organes dont l'asthénie a les suites les plus étendues, sont le *diaphragme* et les *poumons*, le *cœur* et l'appareil nerveux *cérébro-spinal*. En réunissant les premiers, d'ingénieux et profonds physiologistes firent de ces viscères, un triumvirat bien autrement solide que celui de l'ancienne Rome, puisque les parties en sont égales en énergie et en puissance. Les écrits de *Van Helmont*, de *Bordeu*, de *Lacaze*, conduisirent *Bichat* à étudier les genres de mort, si bien déterminés par lui, qu'entraînent les lésions diverses de ces importans organes. Telle est effectivement l'utilité de leurs fonctions que le moindre obstacle apporté à leur libre exercice, ou leur suspension instantanée, compromet presqu'inévitablement la vie. C'est en détruisant l'influence *excitatrice* de l'air pour les poumons, du sang pour le cœur, de l'influx nerveux pour le cerveau et la moelle épinière ; par conséquent en *affaiblissant* l'organisme d'une manière aussi profonde que directe qu'agissent ces redoutables dispositions. On doit donc les considérer moins comme des maladies , que comme des coups foudroyans auxquels l'art oppose heureusement des moyens sûrs , quand le retard n'a pas rendu leur emploi inutile.

ARTICLE I.

Asphyxies.

Que l'air, si justement nommé *l'aliment de la vie*, cesse d'animer le jeu de l'appareil respiratoire , le sang noir cesse d'y prendre la couleur rouge par le contact de l'oxigène (1) ; dèslors ce fluide ne peut stimuler le cœur qui cesse de battre , et l'individu , s'il n'est promptement secouru , périt sans retour. On a distingué les *asphyxies* (tel est le nom que l'on donne à cet ordre d'affections), suivant qu'elles sont produites par le défaut d'air, ou par un gaz qui

(1) Voyez le *Résumé de chimie.*

ne peut entretenir la respiration. Mais en définitive ce dernier cas paraît aboutir au premier
mode d'altération, et l'homme qui se noie, aussi
bien que celui qui séjourne trop long-temps dans
un lieu où surabonde le gaz acide carbonique,
comme dans quelques mines souterraines, dans
les chambres où la vapeur du charbon s'est
exhalée en abondance, succombent également
à la privation d'air, ou à l'interruption de l'acte
respiratoire. Il y a cependant une exception à
faire sous ce rapport, pour le gaz hydrogène
sulfuré, qui, sous le nom de *plomb*, constitue
le poison si subtil que contiennent les vidan-
ges, et pour plusieurs autres gaz (1) qui exer-
cent réellement sur l'économie animale une action vénéneuse. En même temps que l'air manque dans ce cas à la respiration, le gaz porte
sur le système nerveux son impression délétère;
attaquant ainsi la vie dans sa source, puisque
deux des systèmes excitateurs se trouvent simultanément frappés d'inertie.

(1) Voyez pour l'analyse et la composition de ces divers
gaz le *Résumé de chimie.*

ARTICLE II.

Syncopes.

Combien est étroit l'intervalle qui sépare la vie et la mort, et combien l'homme doit se trouver misérable quand il réfléchit qu'un instant peut lui ôter ce qu'il acquiert avec tant de peine, ou ce que le monde estime tant, biens, honneurs, existence ! Que faut-il pour cela ? Le plus faible dérangement de cette machine admirable où tout est sévèrement calculé, mais au milieu d'élémens toujours prêts à s'altérer et à se dissoudre. On rapporte l'histoire d'un célèbre médecin portugais qui, ayant long-temps étudié l'organisation humaine, finit par se condamner à une retraite absolue, tant il sentait les dangers qu'une structure aussi frêle devait nécessairement courir au milieu des secousses et des orages de la vie. Mais, loin de s'alarmer d'une telle condition, le sage en profite pour ménager ses forces et le temps, par un usage modéré de ce qui les use le plus vite, les passions et les excès physiques. Le cœur paraît être l'organe où les effets des premières se font principalement ressentir. Chacun sait avec quelle promptitude fait périr quelquefois la crainte, et il paraît incontestable que c'est en interrompant le premier mouvement de l'appareil circulatoire.

On a judicieusement distingué les passions en *débilitantes*, qui, comme nous venons de le voir, ont pour effet d'arrêter l'action du cœur et de produire la *syncope ;* et en *excitantes*, telles que la joie qui, activant outre mesure cet organe, déterminent par suite l'*apoplexie*. La première de ces affections reconnaît donc pour cause tout ce qui *affaiblit,* ou plutôt *épuise* directement l'*activité* du cœur. Il est facile de sentir que les causes les plus puissantes à cet égard, sont celles qui lui enlèvent son *stimulus* naturel, c'est-à-dire les *hémorrhagies*. Il ne faut pas croire que la totalité du sang puisse jamais s'échapper de ses vaisseaux, et faire périr l'individu, comme on le dit, *exsangue*. L'expérience de la saignée amenant toujours plus ou moins promptement la *syncope,* montre assez ce qui doit avoir lieu quand c'est le sang artériel et non plus le sang veineux qui s'échappe, et qu'arrête avec toute action vitale la *lypothimie*, alors naturellement bien plus immédiate et plus prompte.

Article III.

Commotions.

Enfin au nombre des causes qui agissent, en détruisant toute *excitation*, ou en développant une *asthénie générale* dans le système, il faut compter ces affections nerveuses profondes et soudaines, que les anciens, dominés par les idées astrologiques, nommèrent *sidérations*. Telles paraissent être toutes les grandes *commotions* qui, pour les plaies d'armes à feu, et autres projectiles, par exemple, firent supposer un principe vénéneux tout-à-fait chimérique. Le *miasme de la peste* tue quelquefois instantanément et sans produire aucune réaction appréciable. C'est encore de la même manière que doit être expliquée l'influence du plus subtil de tous les poisons, *l'acide hydro-*

cyanique (1). Comme il suffit d'un atome de
cette substance pour produire la mort, on ne
peut qu'attribuer à sa prompte évaporation le
salut d'un chimiste célèbre, M. Gay-Lussac,
qui, dans une circonstance, n'avait pas craint
de l'approcher de ses lèvres. L'action tout à la
fois prompte et énergique des *modificateurs* que
nous venons d'examiner, ne permet de rapporter leur impression qu'aux organes éminemment propres à la *généraliser* par les communications sympathiques, c'est-à-dire aux centres
nerveux, tels que le cerveau et la moelle épinière. En général, on peut dire que c'est ce système qui se trouve particulièrement intéressé
dans cette période redoutable des maladies.
Mais ce qu'il faut bien observer surtout, c'est
que, si le *défaut d'excitation* où l'*asthénie* y
domine, il n'est pas rare, ou plutôt il est ordinaire qu'elle soit remplacée, après quelque temps
de durée, par une ou plusieurs irritations organiques.

(1) Voyez le *Résumé de chimie.*

CHAPITRE III.

De l'asthénie considérée dans son action locale.

On a vu , dans le chapitre précédent , le défaut d'excitation de quelques organes principaux , entraîner rapidement l'*asthénie générale* et la mort des malades. Ce mode de généralisation n'a rien d'analogue à celui des maladies *sthéniques,* qui , comme nous l'avons vu , se fait par *sympathie.* Il est évident que le premier dépend de l'interruption de fonctions indispensables à l'organisme ; car dès que l'asthénie affecte des parties moins importantes , elle demeure invariablement *locale.* Voyez, par exemple , toutes les *paralysies* qui dépendent essentiellement d'une *asthénie nerveuse ,* elles ne vous offriront jamais que les caractères liés à la lésion des parties où elles existent. L'*apoplexie* elle-même, ne développe un mouvement *fébrile-sympathique ,* qu'au moment où le sang épanché ou accumulé qui la constitue , développe l'inflammation de la substance cérébrale, et convertit, par conséquent, l'affection en maladie *sthénique*.

ARTICLE I.

Asthénie consécutive.

Si le défaut d'*excitation* ou d'exercice nuit au développement, à l'activité èt à l'énergie des organes, l'excès contraire, c'est-à-dire l'abus des stimulans, n'est pas moins propre à les plonger dans l'*inertie*. On a dit, avec raison, que le suicide si fréquent chez les hommes usés de bonne heure par les plaisirs, est peut-être le seul qui leur reste lorsque pour eux la source de toute nouvelle sensation est, pour ainsi dire, épuisée. Serait-il donc impossible que le besoin d'impressions, sans cesse variées, conduisît à ce raffinement de volupté, l'être malheureux qui ne peut plus rien attendre à cet égard, de ce qui l'entoure. Apicius se donna, dit-on, la mort parce qu'il ne lui restait plus que deux millions de fortune. Assurément, il eût pu à moins trouver le bonheur ; mais qu'eût été cette nouvelle existence pour l'homme qui quelquefois avait presque dépensé cette somme en un jour. Ce qui chez les individus dont la sensibilité conserve toute son énergie, serait une cause puissante de douleur, procure à ceux en qui elle est presqu'anéantie, le seul moyen de jouissance qui leur reste, et on cite à cet égard des exemples de mutilations affreuses, que la sensualité aurait consommées. On sait combien l'habitude des alimens trop actifs, l'usage des boissons spiritueuses, émoussent rapidement le sens du goût, et à quels excès incroyables conduit trop souvent cette privation. Dans tous les cas que nous venons de signaler, il est évident que l'*asthénie* est profonde, mais *circonscrite*; à moins que la désorganisation des viscères, qui presque toujours termine cette situation déplorable, n'eût déjà compromis l'ensemble du système, en altérant l'action nutritive. Mais alors l'inflammation se met de la partie, et chacun pressent les ravages d'une affection sthénique, dans une constitution déjà ruinée.

S'il fallait citer d'autres exemples du mode

d'asthénie que nous étudions, ils se présente-
raient en foule. C'est ainsi qu'est produite la cé-
cité connue sous le nom de *goutte sereine* ou
amaurose, qui est si fréquente chez les naturalistes habitués à fatiguer par l'observation
continuelle des plus petits objets, leur organe
de la vue, dont le *nerf optique* et la *rétine*
finissent alors par être atteints de *paralysie*. La
surdité, dont se trouvent si généralement affectés les artilleurs et tous ceux que leur profession expose à l'influence de fortes impressions
sonores, ne reconnaît pas une autre cause, et
appartient au même élément *d'asthénie*.

Il faut y rattacher quelques autres cas mala-
difs tels que les *contusions*, dans lesquelles il
y a stagnation du sang, à la suite d'une dilatation trop grande ou de toute autre cause qui a
frappé les vaisseaux d'inertie (1). On ne peut
méconnaître que beaucoup de *congestions*,
peut-être même certaines *hémorrhagies* nommées autrefois *passives*, tiennent à la même
condition organique. Brown l'a nommée *faiblesse indirecte*; suivant nous, elle serait mieux

(1) Voyez le *Résumé de Pathologie chirurgicale.*

qualifiée, *consécutive*, par opposition au second mode dont nous allons nous occuper maintenant, que Brown a nommé *faiblesse directe,* et que nous nommerons *primitive.*

ARTICLE II.

Asthénie primitive.

Nous venons de voir l'*excitabilité*, ou la force organique épuisée en quelque sorte par l'abus des *stimulans;* il peut arriver qu'elle manque au contraire pour n'avoir pas été mise en jeu. Dans le premier cas, la *stimulation* a dépassé le terme, dans le second, elle n'y est pas arrivée. Cette dernière circonstance peut tenir, en premier lieu, à une disposition native, comme lorsque certaines parties n'ont qu'une organisation imparfaite ou chétive, qui en rend nécessairement les fonctions faibles et incomplètes. Il faut opposer cet état à celui des individus qui, comme nous l'avons vu, ayant certaines parties très-développées et très-puissantes, vivent en quelque sorte tout entiers par elles. En second

lieu, l'*inaction* d'un organe peut à la longue le
rendre entièrement impropre à tout exercice
par défaut d'énergie. Citerais-je ici un fait,
connu certainement de tout le monde, qui concerne cette faculté cérébrale si précieuse, la
mémoire, qu'une excitation modérée et soutenue entretient prompte et facile, et qui s'affaiblit et s'éteint par le défaut de culture. Ce que
nous observons dans ce cas, pour le cerveau,
est commun à tous les organes. L'estomac, par
exemple, peut, par des degrés successifs d'*inanition*, arriver au point de pouvoir se passer
pour ainsi dire, d'alimens, ou du moins de n'en
supporter que de très-peu succulens. On cite
des observations d'individus qui ont vécu des
années avec un peu d'eau et de fécule, et qui
eussent été hors d'état de digérer une nourriture
plus solide. Plusieurs philosophes, constamment livrés à de profondes méditations, ont
fini par habituer leur estomac à se contenter
d'une ou deux onces d'une nourriture très-
légère qui n'exigeait pas de ce viscère une action dont il eût été sans doute incapable, et qui
d'ailleurs eût diminué en proportion l'activité

cérébrale. Il est facile d'apercevoir ce qui constitue l'élément asthénique dont il s'agit, et quand on remonte à sa cause, on ne peut plus le confondre avec les modes que nous avons précédemment étudiés. Mais il n'est pas rare qu'ils se mêlent et se combinent dans quelques cas de maladie; et si l'on réfléchit au degré de pénétration qu'exige une appréciation aussi délicate, même avec toutes les ressources d'une instruction solide et les données d'une sage expérience, on demeurera convaincu sans doute qu'il est encore permis de dire avec le divin vieillard : « que la vie de l'homme est trop » courte pour embrasser tout le champ de la » médecine (1). »

CHAPITRE IV.

Du traitement général des maladies asthéniques.

LES distinctions que nous avons établies relativement aux modes divers d'*affections asthé-*

---

(1) Ars longa, vita brevis. HIPP. *Aphor.*

niques, et surtout aux caractères méconnus par l'école de Brown, pour reconnaître la *vraie* et la *fausse faiblesse*, doivent déjà faire pressentir la nature des moyens curatifs que la première réclame. Tout ce qui est susceptible de ranimer l'action organique affaiblie ou même éteinte, dans l'ensemble de l'économie ou seulement dans quelques-unes de ses parties, toute influence excitatrice, par conséquent, peut et doit alors être employée. Mais ici encore, il faut que des notions positives et des règles sûres dirigent la main qui met ces moyens en usage ; car l'écueil est à côté du port, et parmi la foule des agens en apparence les plus identiques, le choix n'est pas toujours facile.

Dans le nombre des sentences devenues proverbiales par une longue tradition, il en est peu qui aient eu des conséquences plus fâcheuses en médecine, que celle qui consacre la méthode de traiter les maladies par *leurs contraires* (1). Ainsi les vomitifs et les astringens devaient guérir la dyssenterie, et le principe s'étendait également à l'ordre opposé de maladies, c'est-à-

(1) Contraria contrariis curantur.

dire, aux affections asthéniques. Que résulte-rait-il cependant de l'application soudaine, par exemple, d'une chaleur intense, dans les cas de congélation? Vous l'avez observé peut-être quelquefois pour les fruits gelés par les rigueurs de l'hiver; un réchauffement trop brusque, di-latant leurs fibres outre mesure, les déchire, et leur tissu perd dès-lors sa forme et ses pro-priétés physiques. Les choses ne se passent pas autrement dans les corps animés, et pour que leur activité puisse se rétablir en pareil cas, il faut qu'une progression ménagée de tempéra-ture les y conduise.

Section I.

Division des excitans.

On a divisé les moyens propres à ranimer ou entretenir le jeu de l'organisme, en *excitans*, proprement dits, qui comprennent encore les *stimulans* et les *cordiaux ;* en *toniques* ou *ex-citans fixes;* et *analeptiques* ou *nutritifs.* Sup-posez une personne tombée en *syncope* à la

suite d'une hémorrhagie considérable; lui don-
nerez-vous du consommé pour la remettre; ou
bien lui ferez-vous avaler du quinquina, le
tonique par excellence? ni l'un ni l'autre ne
conviennent, parce que leur action est essentiellement lente, et que vous n'avez pas de
temps à perdre. Ce sont donc les *cordiaux*, tels
que les boissons spiritueuses, éthérées, à l'intérieur; à l'extérieur, les *stimulans*, tels que
l'ammoniaque, les *épispastiques*, suivant les
circonstances, qu'il faudra mettre en usage. En
général, si les *excitans* conviennent exclusivement dans les premiers momens de ces *asthé-
nies*, il est un terme qu'il faut cependant ne
pas dépasser, car leur usage trop soutenu en-
gendrerait nécessairement la *phlegmasie*.

L'appétit a-t-il été rétabli par des substances
excitantes, à la suite d'une longue inertie; gar-
dez-vous d'insister trop sur leur usage, l'estomac ne tarderait pas à s'enflammer ou à tomber
dans l'*asthénie consécutive*. Ayez plutôt recours alors aux moyens propres à le fortifier
sans irritation, et à entretenir son activité d'une
manière égale et continue; employez en un mot,

le quinquina, le fer, les toniques enfin qui seront bien plus efficaces si des alimens appropriés, de facile digestion, des *analeptiques*, sont mis concurremment en usage.

Ces détails indiquent assez en quoi diffèrent entr'eux les trois espèces d'*excitans* que nous avons admises ; ils peuvent aussi faire connaître les époques respectives de leur administration que le médecin physiologiste est seul d'ailleurs à même de modifier suivant les circonstances.

SECTION II.

Excitation générale.

Telle est l'intimité qui unit tous les appareils organiques, qu'il suffit de l'*excitation* de l'un d'eux pour ranimer l'ensemble dans les cas de syncope ou d'asphyxie. Cependant il est des excitans qui agissent plus directement encore, qui sont plus spéciaux, l'air, par exemple, pour rétablir la respiration. Qu'on nie maintenant l'utilité des connaissances physiologiques dans l'exercice de la médecine, après la réforme im-

portante introduite à cet égard par les modernes.
La suspension par les pieds était, pour rappeler
les noyés à la vie, l'unique expédient de nos
ancêtres ignorans et barbares, qui par là ne faisaient que favoriser la congestion cérébrale,
sans remédier, comme on le pense bien, à l'interruption de l'acte respiratoire, qu'ils supposaient dépendant de l'introduction de l'eau dans
la poitrine. Comme tout le monde peut devenir
médecin dans une telle circonstance, il faut
bien savoir que c'est au défaut d'air qu'elle
tient, et que parmi les moyens curatifs, l'introduction artificielle de ce fluide doit être placée en première ligne. Ce n'est pas que toutes
les autres pratiques, les *frictions*, les *sinapis-
mes*, l'*ustion* même ne puissent avoir de grands
avantages. D'après les expériences sur les parties où l'*irritabilité* cesse la dernière, sur l'organe *ultimùm moriens*, suivant le langage de
Haller, il paraîtrait que l'irritation du tube intestinal offrirait des chances de succès dans les
cas extrêmes. De semblables procédés seraient,
comme cela se conçoit aisément, fort inutiles
dans les asphyxies dépendant d'un obstacle mé-

canique. C'est ainsi qu'une clef avalée suffoqua l'infortuné Gilbert, et que le chantre aimable des Grâces, Anacréon, fut étouffé par un grain de raisin. Les progrès de la *chirurgie* ont singulièrement aplani les dangers des opérations que nécessite cette dernière espèce d'accidens, s'il ne lui a pas été possible d'en calculer toutes les chances.

C'est encore à cette branche de l'art qu'appartient un nouveau moyen d'excitation tout récemment proposé pour la syncope. Déjà Bichat avait eu l'idée d'introduire un stilet pour *titiller*, dans certains cas, l'organe central de la circulation ; un médecin italien paraît être arrivé plus directement à ce but par l'*acupuncture*. Après avoir tenu de jeunes chats sous l'eau, jusqu'à ce qu'ils fussent tout-à-fait asphyxiés et les mouvemens du cœur lui-même totalement interrompus, il a vu ces animaux recouvrer le mouvement et la vie presqu'aussitôt qu'une aiguille très-fine, introduite à travers les parois de la poitrine, était parvenue jusqu'à l'organe de la circulation. Mais ces essais, que la réussite n'a pas d'ailleurs toujours couronnés, n'ont encore été mis à exécution que sur des animaux, ce qui n'est peut-être pas absolument décisif pour les appliquer à l'homme.

On voit que dans le *mode d'excitation* dont nous venons de parler, alors même que les moyens sont dirigés vers un organe en particulier, ils ont néanmoins pour but de ranimer l'ensemble. Il est certain que sous ce rapport l'estomac jouit d'une activité remarquable. Celle de l'enveloppe cutanée ne l'est pas moins ; aussi peut-on la considérer comme une des parties les plus susceptibles à cet égard : témoin le fait des *Batraciens* (1), qui périssent sur-le-champ si on les écorche, tandis qu'on peut les mutiler d'ailleurs presqu'impunément. Considérons maintenant l'excitation dans son *action locale*.

SECTION III.

Excitation partielle.

Personne n'ignore les nombreux *essais* qu'on fit dans le temps, de l'électricité au traitement

(1) Voyez le *Résumé d'Histoire naturelle des reptiles.*

des paralysies. Un des faits les plus étonnans et les plus dignes à la fois d'intéresser la curiosité des physiciens et des physiologistes, est celui de cet *hémiplégique* de Nanci, qui, ayant été frappé de la foudre dans une espèce de chaise à porteur, où il s'offrait à la commisération publique, recouvra sur-le-champ le mouvement qu'il avait perdu, au point de pouvoir transporter lui-même son bagage. Cet exemple, qui, s'il en était besoin, fournirait une nouvelle preuve de l'identité du fluide dégagé par la machine électrique et de l'électricité de l'atmosphère (1), nous donne en même temps la mesure de sa puissance excitatrice, et fait surtout ressortir les effets de son action *immédiate* et *locale*. Son emploi ne peut donc avoir d'autre but que de ranimer l'énergie du système nerveux, l'*excitateur* naturel et primitif de tous les organes, qui languissent et même s'atrophient dès que cette influence leur manque. Ce moyen d'ailleurs, ainsi que l'acupuncture, préconisés d'abord avec enthousiasme, ont besoin d'être soumis encore à de

(1) Voyez le *Résumé de Physique.*

nouvelles expériences, dirigées avec toute la précision possible et qui permettent d'établir et de régulariser leur application dans la pratique.

Mais l'*excitation* n'a pas toujours besoin, pour se développer, de moyens aussi énergiques et surtout de leur intervention continue. Il suffit souvent en effet d'une *stimulation* passagère pour qu'ensuite le mouvement et l'exercice donnent à certaines fonctions toute la vigueur et la précision dont elles sont susceptibles. *Et moi aussi je suis peintre !* s'écrie le Corrège ; comme si la vue des chefs-d'œuvre de Raphaël eût *réveillé* son génie. C'est alors une flamme secrète qui n'attend qu'une étincelle pour se manifester. Dans beaucoup de cas la persévérance d'action change totalement la disposition vicieuse d'un organe, en même temps qu'elle le fortifie. C'est ainsi que Démosthènes parvint à vaincre la nature. Une volonté ferme et une constance inébranlable ne sont pas moins propres, comme on sait, à donner une nouvelle direction, avec un degré marqué d'énergie, à nos facultés intellectuelles. Au physique ainsi qu'au moral, nous trouvons donc les mêmes avantages d'*excitation* dans l'exercice naturel des organes dont les médecins de nos jours ont, à l'exemple des anciens, fait les applications les plus utiles dans le traitement de certaines maladies.

L'asthénie qui succède à un profond et constant abus de *l'excitation*, est loin d'offrir des chances de guérison aussi nombreuses et aussi sûres. Comment, et par quel aiguillon rallumerez-vous le goût des plaisirs chez ce voluptueux, en qui, suivant l'expression de Delille :

....Le désir trompé
Ne sait plus où se prendre, et meurt désoccupé.

Cependant une dernière ressource, et même assez puissante, se présente encore du côté des méthodes tempérantes, si toute excitation est devenue désormais inutile. « Soumettez nos » modernes Apicius, dit M. Richerand, à un » régime frugal et pythagorique ; bientôt leur » palais blasé recouvrera toute la finesse de » sensation, qu'une habitude dépravée leur » avait fait perdre. » Ainsi la modération imprimée par ces moyens à l'exercice de ces orga-

nes, devient pour eux comme un repos répara-
teur de leurs forces que le temps avait en quelque sorte épuisées. La Chirurgie oppose avec
succès certains moyens mécaniques au relache-
ment asthénique des tissus. Mais lorsque ce
sont les excès mêmes de la faculté la plus précieuse de l'homme, de la sensibilité, qui l'ont
jeté dans cet affaissement déplorable, la médecine ne peut trouver de meilleurs auxiliaires
que la morale et la philosophie.

Troisième Partie.

DES MALADIES

CONTAGIEUSES, ÉPIDÉMIQUES, VIRULENTES ET HÉRÉDITAIRES.

~~~~~~

Dans le moment où une question du plus haut intérêt pour les deux mondes, agite tous les esprits et divise les écoles, l'étude de la *contagion* nous a paru mériter un examen spécial, à cause de son importance et de son étendue. Celle de l'hérédité des maladies n'est pas moins digne de fixer l'attention ; et, comme l'une et l'autre fournissent l'occasion d'établir des vérités utiles, de rectifier des erreurs ou de détruire des préjugés, nous avons cru convenable de les réunir sous une division tout à la fois distincte et commune. Non que nous prétendions par là séparer absolument cet ordre de maladies de celles que nous avons précédemment étudiées ; nous aimons à reconnaître au contraire que leur fond à toutes, est le même, et que la lésion des tissus vivans qui les constitue n'a rien qui les spécifie. Seulement, puisqu'elles offrent un caractère qui, s'il ne manque pas totalement dans les autres, est du moins plus marqué dans celles-ci, le mode de leur développement et de leur transmission dont nous voulons parler justifie notre division, en lui ôtant ce que les apparences lui donneraient d'arbitraire.

CHAPITRE PREMIER.

Des maladies contagieuses, virulentes et épidémiques.

Section première.

De la contagion.

L'observation mieux dirigée du développement des maladies, et surtout les progrès de la physiologie, ont singulièrement restreint le cercle des maladies véritablement contagieuses. Il en est très-peu que le *peuple-médecin* en excepte encore, à commencer par l'éruption la plus légère, jusqu'à la phthisie. Et cependant combien ce calcul est faux, même pour les maladies cutanées qui sont sans contredit les plus favorables à cette conjecture. L'écrivain qui les a le mieux observées et décrites, M. Alibert, assure en effet que la circonstance de la *contagion* y est assez rare, au moins dans l'état chronique.

Faites maintenant l'application du fait à l'opinion qui veut étendre ce mode de propagation aux *typhus*, à la *fièvre jaune*, et autres affections analogues; il vous sera facile d'en apprécier toute l'invraisemblance. Pour que la contagion puisse réellement se faire, il faut une matière fixe, spéciale, telle, par exemple, qu'on la trouve dans le *bubon* de la peste. Rien de pareil n'existe pour la *fièvre jaune*, non plus que pour les autres affections du même genre; il est donc évident que si le caractère contagieux peut s'y manifester, il tient à des conditions différentes. Ce cas se présente dans le haut degré de gravité des maladies elles-mêmes, et surtout dans les circonstances d'encombrement de malades, comme dans les vaisseaux, les hospicces, les prisons, etc., où ils sont soumis par conséquent aux mêmes impressions extérieures, et prédisposés dès-lors à la transmission d'un principe morbifique identifié, pour ainsi dire, à leur manière de vivre et à leur trempe organique. On conçoit que, comprise de la sorte, l'idée de contagion peut s'étendre à la plupart des maladies. Combinée à celle de l'*infection* qui suppose toujours, comme nous venons de l'indiquer, l'influence préalable de quelques causes particulières, comme les vicissitudes atmosphériques, l'insalubrité des lieux, la situation particulière des malades, etc., peut-être forme-t-elle ce qu'il y a de plus rationnel encore sur cet important litige, et permet toujours d'attendre que l'expérience ait prononcé sur la *contagion franche et simple*, telle enfin qu'elle va s'offrir dans quelques autres maladies.

Section II.

Des virus et de l'empoisonnement.

Durant le règne des doctrines galéniques, c'est-à-dire, lorsque des vices ou des altérations imaginaires des humeurs, étaient censés fournir le germe de toutes les maladies, on conçoit quelle carrière ouvrait à l'imagination cette mer sans fond et sans rivages. Non-seulement le *rhumatisme*, la *goutte*, le *scorbut*, les *scrofules*, etc., eurent leur *virus* particulier, mais encore certains fluides naturels furent érigés en *venins*, ou poisons meurtriers pour l'économie. C'est ainsi que le lait, ce premier aliment de l'homme, devint la prétendue cause d'une foule de maux dont l'accusent encore l'ignorance et le charlatanisme. Mais quand on en vint à l'observation positive, il ne resta de ces chimères qu'un souvenir d'habitude auquel renonceront tous les hommes éclairés, ennemis naturels de tout ce qui est absurde ou ridicule.

§. I. *De la vaccine et des virus syphilitique et rabique.*

Pour le médecin physiologiste, les caractères spécifiques des véritables *virus* sont : de produire une affection toujours identique, c'est-à-dire, accompagnée des mêmes formes et de

14.

symptômes invariables. Le seul peut-être où toutes ces conditions se rencontrent est la *vaccine*. Ce préservatif de la *variole*, alors même que sa vertu aurait paru douteuse dans quelques cas plus que douteux eux-mêmes, modère au moins toujours les accidens de cette cruelle maladie, au point de la rendre constamment bénigne; car les diverses éruptions plus ou moins analogues désignées par les noms de *petite vérole volante*, *varioloïde*, etc., portent alors infailliblement ce caractère. Ainsi que l'*inoculation*, qui ne peut lui être comparée pour l'efficacité, la vaccine satisfait donc à toutes les conditions nécessaires pour la transmission réelle, mais innocente, des virus. Elles n'existent pas du moins dans ce fléau tout à la fois honteux et destructeur, qui dégrade l'espèce humaine et corrompt la source de ses plaisirs. Rien en effet n'est plus inconstant que les effets de cette contagion; et cette diversité de résultats prouve bien qu'ils ne peuvent pas être le produit immédiat d'un agent unique, mais alors protéiforme. Il n'est dans ce cas que la cause fortuite qui développe une prédisposition organique particulière, qui serait tout aussi sûrement mise en jeu par toute autre matière plus ou moins impure, *sanie, fluide purulent*, etc., déposé dans le même lieu et introduit par la même voie. Cette nouvelle doctrine bien développée pour la première fois dans les ouvrages des médecins physiologistes de notre époque, et en particulier par M. le docteur Jourdan, réduit à leur juste valeur toutes les spéculations des siècles précédens sur la nature et l'origine prétendue exotique de cette affection. Les philosophes ont dit que l'imagination seule fait toute notre existence morale; on peut, en retournant l'idée, dire avec le même fondement que ce sont le tempérament et la constitution des individus, qui font l'essence de leurs maladies; celle dont il vient d'être question en fournit surtout la preuve.

Le *virus* de la *rage* paraît lui-même encore fort problématique. Il est au moins certain que cette épouvantable maladie peut se développer sans son influence, ou d'une manière *spontanée*, suivant le langage des pathologistes. Il y a plus, c'est qu'on l'a vue se développer par l'action d'une cause purement irritante. Faut-il donc croire alors que les malades portaient dans leur sein le principe de la rage, qui n'attendait qu'une occasion pour éclater? Mais ne serait-il pas plus physiologique, en rattachant cette affection aux *névroses* (1), comme quelques auteurs l'ont proposé, de n'y voir qu'une extrême susceptibilité du système sensitif, mise en jeu par un stimulant quelconque? La nature de la rage et son mode de transmission laissent au reste encore beaucoup de doutes et d'obscurités à éclaircir.

Quelle maladie semble plus facile à étudier, et par conséquent à connaître, que cette dégoûtante éruption, apanage ordinaire de l'incurie malheureuse, la *gale* enfin, puisqu'il faut la nommer? Les médecins et les naturalistes paraissaient s'accorder à placer sa cause dans la présence d'un insecte, qui, se communiquant d'un individu à l'autre, servait à la propager, en même temps qu'il formait l'essence de la maladie. Mais des observations plus récentes tendent à révoquer en doute son existence, ou

(1) Voyez le Tableau synoptique, à la fin de l'ouvrage.

du moins à ne lui accorder qu'un rôle tout-à-
fait secondaire. Reste donc à déterminer s'il
existerait un *virus psorique*. Mais, pour la qualité contagieuse de l'affection, personne ne s'a-
visera de la nier, pas plus que celle de la *petite-
vérole* et de quelques autres maladies éruptives, qui conservent invariablement leur forme
propre, à travers la diversité des tempéramens
et des constitutions individuelles. Ce sont là les
vrais *types* de la *contagion*, sur lesquels il est
aussi impossible de disputer que difficile à l'observateur éclairé de se méprendre.

§. II. *Des venins en général.*

Il faut comprendre au nombre des virus les
venins particuliers, tels que celui de la vipère
et de plusieurs autres serpens. Cependant on a
de la peine à concevoir que ce fluide, si c'est
bien à lui qu'il faut rapporter les effets que détermine la morsure de ces animaux, n'ait pas
constamment la même action. On ne peut ici
accuser de ces variations la disposition particulière de la peau, qui, pour la *gale*, par exem-

ple, explique parfaitement les divergences in-
nombrables qu'elle présente dans sa qualité contagieuse. Il faut donc supposer que ces matières
vénéneuses peuvent, tantôt être absorbées, et
tantôt ne pas l'être, sans que l'on découvre une
raison physique de cette étrange circonstance,
ce qui est passablement hypothétique. Deux individus ont été mordus à égale profondeur par
une vipère; chez l'un, des syncopes plus ou
moins réitérées ont lieu presqu'aussitôt; la partie mordue se gonfle, prend une couleur mar-
brée et livide, qui peut se terminer promptement par la gangrène; chez l'autre, rien de pareil:
la plaie se cicatrise suivant les lois ordinaires au
bout de quelques jours, si l'on a eu soin d'en
rapprocher immédiatement les lèvres; ou bien
elle se couvre d'un pus blanchâtre plus ou moins
abondant, qui diminue de jour en jour, jusqu'à
ce qu'il cesse totalement, avec l'ouverture de la
plaie. Dira-t-on que, dans le premier cas, le
venin de l'animal est devenu, après son absorption, la cause de ces accidens redoutables qui
ne se sont pas manifestés dans le second, parce
qu'il n'y a pas eu d'absorption? Cette explica-

tion a pu paraître satisfaisante à une époque où l'on jugeait de tout sur les apparences; mais, pour être admissible aujourd'hui, il serait nécessaire de prouver d'abord que l'absorption a pu se faire et ne pas exister, ce qui serait peut-être un peu difficile, dans un temps où l'on a mis hors de doute qu'elle s'exerce indifféremment sur les substances les plus diverses, les plus vénéneuses, dans tous les instans et jusque chez le cadavre.

On attribuait aussi naguères à l'absorption les engorgemens des glandes de l'aine, à la suite d'une cohabitation impure. Mais ce n'est pas seulement la diversité d'effets à cet égard qu'on peut objecter à cette opinion; il est une preuve bien plus décisive, c'est que les mêmes résultats ont été produits alors qu'aucune matière virulente n'avait pu être absorbée. C'est ainsi que beaucoup d'individus éprouvent un engorment plus ou moins douloureux aux aines, après une course portée jusqu'à la fatigue. Élevez l'irritation jusqu'à la phlegmasie, et vous aurez de véritables bubons. Où est alors le virus? Nous en avons déjà fait la remarque à l'occasion de la *rage*, n'est-il pas superflu d'admettre une pareille cause, lorsqu'il est démontré que les mêmes accidens ont pu être produits sans elle? Et qu'on ne croie pas la discussion à laquelle nous nous livrons oiseuse, car l'admission ou le rejet des virus sont d'un intérêt majeur pour la thérapeutique. En voici entr'autres un exemple frappant : un malade de l'Hôtel-Dieu présentait tous les symptômes ordinaires de l'*hydrophobie*, au diagnostic de laquelle il ne manquait que la certitude de son développement par contagion. Le traitement par les moyens usités contre les inflammations du cerveau et de ses membranes, qui constituent les maladies nommées autrefois *fièvre maligne*, *cérébrale*, *phrénésie*, les saignées générales et locales, les applications de glace sur la tête, les révulsifs aux extrémités, etc., fut couronné d'un plein succès. En eût-il été de même si, cédant à une idée qui paraissait si raisonnable, on eût eu recours à l'un des mille moyens qui ont été préconisés contre la rage? Renversant la proposition, ne pourrait-on pas demander si l'opinion préconisée n'a pas été souvent cause de l'insuccès du traitement ordinaire adopté pour ces maladies ? On peut du moins remarquer que les partisans des virus ne sont pas conséquens dans leurs principes, quand ils s'attachent à combattre les accidens que leur présence détermine; car il est bien évident qu'il n'y a que leur expulsion qui puisse y mettre fin. Les humoristes de l'école de *Boerhaave* agissaient avec plus de régularité, lorsque, dans l'idée d'éliminer le prétendu *virus syphilitique*, ils poussaient l'usage du mercure jusqu'à la salivation. Mais le temps, qui a fait justice de cette erreur, n'a pas encore détruit entièrement l'illusion qui l'avait fait naître : tant il faut de temps aux hommes avant de reconnaître, ou mieux, de faire l'aveu qu'ils s'étaient trompés !

Dans tout ce que nous venons de dire, il faut bien sévèrement distinguer ce qui est constant et positif d'avec ce que nous n'avons présenté qu'avec l'accent du doute. Ce qui n'en saurait laisser, c'est la supposition gratuite du virus syphilitique et de quelques entités semblables, qui n'ont jamais existé que dans l'esprit des systématiques. On ne nous prêtera pas probablement l'intention d'avoir voulu nier le venin des animaux; il nous a paru seulement qu'avant de lui attribuer exclusivement les accidens qui accompagnent son introduction dans l'économie, il serait convenable d'avoir mieux étudié les circonstances particulières au milieu desquelles elle s'opère, et même de mieux connaître la nature du venin lui-même.

Il est constant que ce sont presque toujours les dispositions individuelles de tempérament qui forment, comme nous l'avons déjà dit, les caractères particuliers de gravité des maladies; et ce qui le prouve, c'est que pour les mêmes causes les individus sont très-diversement malades. C'est pour la rage surtout qu'il est nécessaire de tenir compte de cette circonstance, sans que nous prétendions rejeter d'ailleurs absolument l'hypothèse de son virus. En élevant de nouveaux doutes à cet égard, nous sommes encore animés par un sentiment philanthropique. Il est bon de prémunir en effet contre ces alarmes qui se répandent parmi la population des villes et des campagnes, sur des bruits vagues, après le passage de quelqu'animal égaré, que la faim ou les mauvais traitemens ont plus ou moins irrité et porté à mordre. A s'en rapporter à ces exagérations de la terreur, on serait tenté de croire que des pays entiers ont été dévastés par ce cruel fléau, tandis qu'il est bien certain que la rage véritable est une maladie assez rare.

§. III. *Des empoisonnemens* (1).

Ici trouvent encore naturellement leur place, quelques considérations sur cet ordre de lésions. Elles appartiennent d'ailleurs autant à l'une de nos divisions qu'à l'autre, puisque les *poisons* peuvent agir sur nos tissus d'une manière très-différente. Ainsi ceux qui sont désignés par le mot *âcres* ou *corrosifs*, tels que l'arsenic, les acides minéraux, etc., déterminent dans les parties avec lesquelles ils sont mis en contact, une irritation et une phlegmasie consécutive plus ou moins intense, quand ils ne

(1) Voyez pour la nature et les différentes espèces de poisons et les moyens de les combattre, l'*Abrégé Toxicologique* placé à la fin du *Résumé de Chimie organique*.

désorganisent pas subitement les tissus , comme
il arrive par les *caustiques*. Les *stupéfians* ,
parmi lesquels doit être compris l'acide hydro-
cyanique , et même , suivant quelques auteurs,
les *miasmes de la peste* , font périr instantanément en détruisant l'action organique générale ,
mais sans réaction appréciable développée dans
aucune partie ; leurs effets appartiennent donc
essentiellement aux maladies *asthéniques*. On
compte au nombre de ces substances vénéneuses , toutes celles dont l'action paraît tendre à
affaiblir et éteindre d'une manière directe le
mouvement et la vie , en assoupissant, pour
ainsi dire , la sensibilité ; tels sont , l'opium, la
belladone , la digitale et beaucoup de corps
qui , à certaines doses ou suivant quelques prédispositions particulières , deviennent très-*irritans*. Les *virus* enfin , les *venins* ne sont autre
chose que de véritables poisons , et, par leur
mode d'action , ils peuvent être rattachés à l'une
et à l'autre des deux premières divisions , pendant que par une autre qualité qui leur est particulière , ils appartiennent essentiellement aux
maladies contagieuses.

Cet aperçu rapide montre combien est vague et incertaine encore la classification des substances vénéneuses, d'après leur influence sur l'économie, puisque nous venons de voir que toutes sont susceptibles de provoquer l'irritation et la phlegmasie. On conçoit donc qu'il serait impossible d'entrer ici dans beaucoup de détails à cet égard. Nous avons dû mentionner seulement ce que l'étude des poisons offre de plus général ; nous serons forcés d'en user de même pour ce qui concerne le traitement, renvoyant à cet égard à la THÉRAPEUTIQUE. La PHYSIOLOGIE les considérant sous d'autres points de vue, et la MÉDECINE LÉGALE examinant les autres cas qui sont de son ressort, on n'aura plus qu'à chercher dans la CHIMIE, les moyens de reconnaître la présence de telle ou telle substance vénéneuse dans les déjections ou dans les cadavres, pour posséder des notions assez complètes sur ce sujet intéressant.

Moyens curatifs de l'empoisonnement.

Le but qu'on doit toujours se proposer en pareil cas, peut être exprimé par les trois propositions suivantes : 1° expulser du corps le poison, ou la matière délétère dont la présence peut devenir si promptement funeste ; 2° les décomposer à l'aide des réactifs chimiques, c'est-à-dire en provoquant une nouvelle combinaison de la substance vénéneuse avec d'autres corps pour lesquels on lui connaît une grande affinité, et qui lui font perdre ses qualités destructives en modifiant sa composition ; 3° remédier enfin aux accidens inflammatoires ou de toute nature, que l'introduction du poison peut avoir déjà fait naître.

On peut dire que la conduite des médecins se borne à l'emploi sagement combiné de ces précautions, et que dans toutes les circonstances, c'est à l'un de ces trois procédés qu'il faut recourir, sans qu'on puisse déterminer à l'avance l'ordre général qu'on doit adopter, ce que l'observateur habile peut seul préciser.

Cependant il est ici des cas où toute personne

peut devenir sur-le-champ médecin. Tels sont ceux où, soit par erreur, soit dans un moment de délire, un individu a pris une dose trop considérable d'un remède qui pourrait le faire périr rapidement, s'il n'était promptement évacué. Le simple bon sens dit alors que si c'est dans l'estomac que la substance a été introduite, il n'y a que le vomissement qui puisse remplir cette indication. Une abondante boisson d'eau chaude, ou la titillation de la luette suffisent pour le provoquer, et sous aucun prétexte, il n'est permis à une personne étrangère à la médecine, de recourir, dans ce but, aux substances connues par leur propriété vomitive; car il pourrait souvent arriver que leur administration ne fît qu'accroître le danger du malade.

On peut dire que la boisson d'eau chaude en quantité, est toujours un moyen utile dans les empoisonnemens; car ne fît-elle qu'étendre et dissoudre la substance délétère, elle affaiblirait notablement son action. Malheureusement la chimie ne nous fournit pas encore tous les moyens désirables, pour atteindre le but de la seconde proposition. Cependant le quinquina

remédie de cette manière à l'empoisonnement
par le tartrite antimonié de potasse ; le sublimé
corrosif passe à l'état de proto-chlorure de mercure , par l'action de toutes les décoctions végétales; et la plupart des poisons végétaux sont
modifiés de la sorte par les acides, le vinaigre
par exemple. On a aussi voulu décorer du titre
d'*antidote* (1) l'albumine ou le blanc d'œuf,
dissous dans de l'eau, et employé de cette manière avec quelques succès dans l'empoisonnement par l'arsenic et par toutes les substances
corrosives en général ; mais cette prétention est
tout-à-fait gratuite , car il est incontestable que
l'albumine n'agit point alors comme *réactif* ,
mais bien par sa propriété adoucissante ; et une
foule de corps partagent avec elle cet avantage.
Ceux-ci sont indiqués et deviennent indispensables, toutes les fois que l'action vénéneuse
est allée jusqu'à produire l'inflammation des
organes. Les antiphlogistiques peuvent même

(1) Voir à cet égard ce qui est dit à la fin de la *Toxicologie du Résumé de Chimie* , d'après les recherches du docteur Descourtilz sur les propriétés *aléxitères* de diverses
plantes des Antilles.

devenir nécessaires alors, car ces phlegmasies ne se traitent pas autrement que celles produites par toute autre cause. Quant au traitement des poisons virulens et contagieux, nous exposerons plus loin ce que commandent à leur égard le doute et la prudence.

Section III.

Des épidémies et des endémies.

Cette nouvelle espèce d'affections touche de si près aux précédentes et leur est quelquefois si intimement unie, que leur étude ne peut guère être séparée, si même elle ne devait en quelque sorte être confondue. Cette observation est surtout applicable au petit nombre des premières, telles que la *fièvre jaune*, auxquelles on conteste la qualité contagieuse, tandis qu'il est impossible de méconnaître, dans aucune circonstance, leur caractère *épidémique*. Par ce mot, les médecins entendent toute maladie, plus ou moins étroitement dans la dépendance des influences atmosphériques, régnant sur la population presqu'entière d'un pays, et

15.

même de plusieurs, contrées voisines, avec des circonstances de forme plus ou moins identique. Il est peu de maladies qui ne puissent quelquefois exercer cette domination générale ; et, suivant l'importance des viscères qu'elles affectent, leurs ravages sont aussi plus ou moins terribles. C'est dans ces temps de calamités que se produisent presque toujours les actions les plus touchantes, et que se révèlent les vertus les plus sublimes. Le beau dévouement de Belzunce fera l'admiration de tous les siècles. Le modeste magistrat de Villefranche, Pommeirols, dont la plume élégante de M. Alibert nous a fait connaître le généreux patriotisme, n'est pas moins vénérable. En consacrant de pareils noms, l'histoire lègue à la postérité les plus parfaits modèles de philanthropie ; mais, dans son inflexible sévérité, elle marque aussi du sceau de la réprobation les hommes tels que Galien, qui désertent, au jour du danger, les cités populeuses auxquelles ils ne doivent pas seulement le secours de leurs lumières, mais encore, au besoin, le sacrifice même de leur repos et de leur vie.

Le nom d'*endémie* est particulièrement réservé pour désigner les maladies dont l'existence est liée à la disposition physique de quelques points du globe , à l'exclusion, pour ainsi dire , de tous les autres. Cette condition s'allie très-souvent à la forme épidémique ; c'est ainsi qu'elles se rencontrent unies, par exemple, dans les *fièvres intermittentes* du pays Pontin, et en général de toutes les contrées marécageuses. Il existe donc cette différence entre les *épidémies* et les *endémies*, que les premières dépendent d'une disposition fortuite de l'atmosphère , et ne règnent que par intervalles , tandis que les autres , étant liées dans leur existence à la nature constante de certains lieux , règnent aussi d'une manière continue. La cause qui rend une maladie *endémique* n'est pas toujours facile à déterminer , parce qu'elle paraît se compliquer de plusieurs influences spéciales. Tel est le cas des *goîtres* , si nombreux dans le Valais, et qu'on crut long-temps à tort produits exclusivement par l'eau provenant de la fonte des neiges. La *lèpre* et quelques autres maladies paraissent aussi endémiques dans certains pays ; la *plique* l'est particulièrement en Pologne. Quelle source féconde de découvertes et d'applications utiles, offre au médecin philosophe, l'observation de ces phénomènes si variés de la nature, et de quel respect ne se sent-on pas pénétré, en songeant que la plupart des grandes lumières qui en dérivent, ont été aperçues et signalées par *Hippocrate !*

Section IV.

Du traitement des maladies contagieuses.

En médecine, aussi bien qu'en morale, prévenir le mal est toujours plus sûr que d'attendre qu'il se soit développé pour le combattre. Si ce but est en général plus particulièrement départi à l'hygiène (1), la médecine proprement dite se l'approprie néanmoins, et c'est lui qui constitue les méthodes *prophylactiques.* S'il était bien démontré que la *fièvre jaune* et les maladies du même genre ne se transmettent pas à *distance*, et que le *contact immé-*

(1) Voyez ce Résumé.

diat est indispensable à leur propagation, alors seraient hautement justifiés les *quarantaines*, les *lazarets*, les *cordons sanitaires*, et tous les autres moyens propres à concentrer ce fléau dévastateur. Mais si l'opinion contraire, c'est-à-dire celle où l'on refuse absolument à ces maladies la qualité contagieuse, opinion qui compte pour partisans les médecins les plus distingués de l'Espagne et de l'Amérique ; si même le sentiment du très-grand nombre qui pense que la contagion n'est favorisée que par l'entassement des malades, était fondé, il est évident que le système de salubrité, tel qu'on le suit sur le littoral de la plupart des pays exposés à l'influence délétère de ces affections, serait non-seulement très-peu utile pour atténuer ses ravages, mais on ne peut plus propre à les accroître, et plein de barbarie puisqu'il dévouerait un grand nombre d'individus à une mort presque certaine. Telle est la question importante sur laquelle le monde attend que la science ait prononcé d'une manière positive.

Pour ce qui concerne le traitement de la maladie elle-même, il ne diffère pas de celui qu'on met en usage contre toutes les autres *irritations organiques*. Sous ce rapport du moins l'art de guérir est dirigé par un principe invariable. Il est déjà bien démontré d'ailleurs que le système actuel des quarantaines doit subir de nombreuses modifications, ayant pour but de les rendre plus efficaces, plus rassurantes et moins funestes aux hommes et au commerce.

La précaution de la *séquestration* ne peut pas davantage laisser de l'incertitude dans les maladies où le principe *contagieux* est manifeste, ainsi que nous l'ont présenté les affections *éruptives*. Il est incontestable dans ce cas que le *contact* est ce qu'il faut éviter avec le plus de soin, parce que ses suites sont directes et démontrées. Pour les virus, si leur existence était aussi irréfragable, leur destruction immédiate par les *caustiques* serait réellement la précaution la plus sûre; et on ne saurait disconvenir qu'elle ne soit encore ce qu'il y a de plus rationnel à faire dans l'incertitude qui règne sur la nature de la *rage*. Un médecin anglais vient de tenter, en France, quelques expériences propres à montrer les avantages des moyens qui, tels que les ventouses, empêchent l'absorption des corps délétères. L'action du venin de la vipère, des poisons les plus actifs, tels que l'acide hydro-cyanique, a été non-seulement neutralisée dès leur application, mais encore entièrement intervertie, alors que leurs effets étaient déjà sensibles. La méthode dont il s'agit n'est autre que celle très-anciennement connue, de la succion des plaies, empruntée des peuples sauvages et à laquelle on a donné un nouveau degré de rectitude et de précision. Mais on conçoit qu'il faut qu'elle soit appliquée de bonne heure, et, en quelque sorte, dès les premiers instans de l'introduction du poison ou du venin, ce qui doit être rarement possible. Aussi le procédé de *la cautérisation*, malgré tout ce que l'enthousiasme a pu dire en faveur d'une foule de substances ou de pratiques différentes, paraît seul justifier, quand il est employé à temps, le titre de spécifique.

Dans tous les temps, les philosophes, les législateurs se sont occupés de chercher les moyens de détruire les causes insalubres qui

portent quelquefois de si graves atteintes à la
santé des hommes. Jusque dans la fable, qui
nous présente partout, sous le voile allégori-
que, les instructions de l'histoire, nous trouvons les traces de cette noble sollicitude. Ainsi
Hercule desséchant les marais de Lerne, coupe
d'un seul coup les têtes sans cesse renaissantes
de cette hydre qui dévorait des populations en-
tières. C'est en améliorant la disposition physique des lieux et la condition de l'homme, que
l'on éteint le plus sûrement le germe des maladies épidémico-endémiques. Diminuez la misère, en même temps que vous attaquez la superstition, vous verrez diminuer infailliblement la dégradation de l'espèce humaine. Telle
est sûrement la cause puissante qui rend aujourd'hui le *crétinisme* si rare dans les Alpes et
dans les Pyrénées ; heureux changement que
la civilisation peut montrer avec orgueil à ses
plus ardens détracteurs !

CHAPITRE II.

Des maladies héréditaires et de leur traitement.

Tous les êtres animés portent sans cesse, dans leurs reproductions successives, les caractères plus ou moins marqués de ceux dont ils tiennent immédiatement l'existence. L'état domestique en offre des exemples saillans parmi les animaux que l'art élève ou façonne pour les besoins de l'homme. Mais c'est dans l'espèce humaine surtout que le médecin, le philosophe et le moraliste· trouvent à cet égard les plus beaux sujets de méditation. Ce ne sont pas seulement en effet ces traits fugitifs de la physionomie, ou ces qualités, plus fugitives encore, de l'esprit et du cœur, que l'homme transmet avec la vie; ses rejetons lui doivent aussi le triste héritage de la foule des maux qui mêlent tant d'amertume au bonheur de l'existence. L'organisation est dès-lors réglée, dans ses développemens, d'après une base invariable, et celle-ci peut aller jusqu'à ramener les mê-

mes circonstances physiques chez plusieurs gé-
nérations. C'est ainsi qu'on cite une famille de
sex-digitaires, où le phénomène d'un doigt
surnuméraire se représentait constamment depuis une époque très-reculée. Il ne faudrait
pas que de pareils faits, toujours d'ailleurs en
assez petit nombre, fussent considérés comme
une preuve irréfragable à l'appui de l'ingénieux
système des *Molécules organiques* développé
par Buffon. Si chaque organe du corps vivant
en effet, était produit directement par l'organe
correspondant du père, il en résulterait que
les enfans des personnes privées de quelque
membre devraient naître mutilés, et l'observation démontre chaque jour le contraire (1).

Mais la doctrine de l'*hérédité* est encore res-
serrée, aux yeux du médecin, dans des limites beaucoup plus restreintes. Il n'est plus
question, comme autrefois, pour l'expliquer,
de *germes* morbifiques conservés et transmis
sans altération d'une génération à l'autre, alors
même que d'assez longues interruptions avaient
existé dans ce passage. De pareilles concep-

(1) Voyez *génération*, dans le *Résumé de Physiologie*.

tions pouvaient satisfaire l'esprit à l'époque où l'imagination dirigeait principalement dans les recherches scientifiques ; aujourd'hui elles méritent à peine une place dans l'histoire. On n'a pas dû bannir avec moins de rigueur le fatalisme décourageant, dont les idées sont encore si répandues dans le monde, et qui dévoue en quelque sorte les enfans aux affections physiques et morales de leurs pères. C'est ainsi, pour nous borner à un exemple, que bien des personnes croient que l'être né d'un père ou d'une mère *phthisique*, est condamné à mourir de la *phthisie* qu'il apporte toute formée en venant au monde. Funeste erreur, qui n'a pas moins nui à la société tout entière qu'à cette portion intéressante, que plus de réserve et surtout plus de discernement eussent permis de lui conserver ! Parce que l'observation démontre que l'*apoplexie* sévit plus particulièrement dans certaines familles, s'avisa-t-on jamais de dire que les individus qui les composent naissent *apoplectiques*, ou, ce qui revient au même, avec une telle prédisposition à cette maladie, qu'ils doivent en être nécessairement victimes? L'absurdité se montre ici avec tant d'évidence, qu'il serait au moins superflu de s'attacher à la faire ressortir encore.

SECTION PREMIÈRE.

Des maladies héréditaires.

Tout ce que l'observation réfléchie nous enseigne relativement au point important de pathologie qui nous occupe, c'est que les enfans reçoivent de leurs parens une *prédisposition organique* à telle ou telle autre maladie dont ils furent eux-mêmes plus ou moins affectés pendant leur vie. Il y a loin de cette idée, tout à la fois consolante et féconde, à un système déplorable qui ne laisse entrevoir que la douleur, et, pour terme à ses longues anxiétés, une mort inévitable! Les tempéramens divers et les *idiosyncrasies* particulières se distinguent par une prédominance relative de certains organes, qui elle-même constitue la prédisposition la plus puissante à certaines maladies (1). On connaît généralement la constitu-

(1) Voyez le *Résumé de Physiologie.*

tion forte et pléthorique des personnes menacées de *l'apoplexie.* Celle des individus vulgairement dits *phthisiques* n'est pas moins remarquable. Elle consiste, avec un habitus général assez grêle, en une impressionnabilité extrême de l'organe pulmonaire, source constante de *rhumes* fréquens qui, trop souvent reproduits, finissent par développer une inflammation chronique, bientôt suivie de la formation de *tubercules,* de leur ramollissement ou de l'ulcération du parenchyme, avec *fièvre hectique,* marasme et mort du malade. Telle est la marche naturelle de cette affection, assez cruelle déjà par elle-même, sans ajouter à sa gravité par la chimère d'une fatalité ou prédestination fantastique.

Le maladies plus particulièrement soumises à la *transmission héréditaire* sont toutes celles qui suivent en général un mode de développement lent ou *chronique.* Tels sont, par exemple, la *goutte,* les *rhumatismes,* toutes les altérations des gros vaisseaux et du cœur, dont dépendent tant de maladies de poitrine, et notamment *l'asthme* avec ses variétés innombra-

bles. Mais les plus curieuses et en même temps
les plus obscures des maladies appartenant à
cet ordre, ce sont incontestablement les modifications organiques profondes du système nerveux, parmi lesquelles il nous suffira de citer
l'*épilepsie* et les *aliénations mentales*. Une remarque bien importante pour la théorie, et,
comme nous le dirons plus loin, pour le traitement de toutes ces affections, c'est qu'elles
éclatent presque toujours, chez les individus
qui en sont atteints, à la même époque de la
vie que chez ceux qui leur en ont légué le triste
héritage.

Nous ne sommes pas encore très-avancés
dans la connaissance des maladies héréditaires, qui affectent les organes des sens et de l'intelligence. Quelques écrivains ont prétendu,
dans ces derniers temps, que la *manie* et ses
nombreuses nuances, la *monomanie*, l'*hypocondrie*, la *folie*, etc., etc., reconnaissent presque constamment pour cause, une inflammation chronique du cerveau et de ses membranes.
Mais cette opinion ne nous paraît rien moins que
probable.

On peut se fonder pour la combattre, sur la circonstance tout-à-fait décisive, qu'à l'exception de leurs aberrations plus ou moins profondes et continues, les infortunés atteints d'*aliénation mentale* ne sont pas malades d'ailleurs, et peuvent pousser quelquefois très-loin leur carrière ; témoin Georges III, roi d'Angleterre. Or, un état de phlegmasie d'un viscère aussi important que les organes encéphaliques, nous paraît, quelque lente qu'on la suppose, incompatible avec un état de santé parfaite. Mais il y a plus, c'est que des désordres entièrement analogues à ceux observés chez certains maniaques, ont été trouvés dans le cerveau d'individus qui n'avaient jamais offert le moindre indice d'aliénation. Serait-il donc possible qu'une même cause produisît des effets différens? Ainsi il y a contradiction manifeste dans les conséquences. Elle peut s'expliquer, suivant nous, par la négligence des partisans de la doctrine phlegmasique, à distinguer et à faire la part des maladies qui ont terminé les jours des aliénés ; car il n'est pas besoin de répéter que la *manie* seule ne tue pas. Que cet

état des facultés intellectuelles, et par conséquent des organes cérébraux, y favorise le
développement des phlegmasies, rien de plus
vraisemblable, mais il y a loin de ce fait, à
dire qu'il n'est lui-même que le résultat d'une
phlegmasie. Mieux vaut avouer franchement
que nous ignorons encore la cause matérielle
de cette déplorable dépravation de la plus précieuse prérogative de l'homme, que de supposer des explications qui sont toujours dangereuses dans les sciences, ne fissent-elles que suspendre un instant la recherche assidue de la
vérité.

On a voulu aussi déterminer les conditions
physiques de l'*épilepsie ;* mais jusqu'ici les élémens ont été si variables, qu'il a bien fallu renoncer à toute idée théorique définitive. Bien
entendu que nous ne parlons ici que des maladies de cet ordre, qui sont héréditaires; car
pour celles qui sont *accidentelles,* nous pen-
sons volontiers qu'elles dépendent de phlegmasies cérébrales, plus ou moins étendues, ou de
l'inflammation de tout autre organe réagissant
sur l'encéphale. Cette idée des anciens, qui

croyaient que la cause de l'aliénation mentale n'était pas toujours primitivement dans la tête, nous paraît beaucoup plus solide que l'opinion contraire de quelques modernes.

Quant au traitement de ces deux ordres d'affection, on conçoit qu'il participe de l'obscurité qui règne dans leurs causes. Nous dirons seulement d'une manière générale, que c'est plutôt par des moyens diététiques agissant aussi sur le moral, que par des remèdes proprement dits, que l'on combat souvent avec succès ces maladies, dans lesquelles les organes nécessaires à l'accomplissement des facultés intellectuelles, sont si profondément intéressés.

Au reste, ce que nous avons dit de la manière et de l'époque où se développent les affections héréditaires, est loin d'être exclusif à telle ou telle autre de celles précédemment étudiées. On cite, par exemple, des membres d'une même famille, aïeul, père et fils, qui ont été pris de *rhumatisme*, au même âge et avec un concours de circonstances tout-à-fait analogues. Pour cette affection, il est bien évident que la prédisposition seule a été transmise par la génération ;

16.

car où eût-elle été cachée pendant l'intervalle considérable qui a précédé sa manifestation ? Sa nature d'ailleurs, ainsi que celle de la *goutte*, caractérisée par des traits extérieurs très-sensibles, la rattache aux maladies inflammatoires. Elles ne sont en effet que des phlegmasies des parties ligamenteuses, musculaires, fibreuses, osseuses, des membres enfin et des articulations. On voit par là à quoi se réduit tout ce qu'une théorie chimérique fit long-temps adopter sur la nature prétendue virulente de ces maladies. Ne doit-on pas conclure que, liées d'une manière intime à une disposition particulière de l'organisme, il faut que l'âge et l'accroissement naturel aient amené ce dernier à ce point; ce qui laisse voir en outre, contre le sentiment des pathologistes, qui qualifiaient d'*organiques* les altérations de tissus résultant de leur lésion aiguë ou chronique, que celles dont nous parlons, pourraient réclamer ce nom à plus juste titre.

Section II.

Du traitement des maladies héréditaires.

L'art de guérir a des limites qu'il lui est interdit de franchir, parce qu'aucune puissance humaine ne donne les moyens de faire ou de remplacer les organes. Dès que leur texture est profondément altérée, tôt ou tard la mort doit s'ensuivre, et l'art peut tout au plus en ralentir ou en adoucir les approches. Tel est le cas, par exemple, de toutes les altérations viscérales, survenues par l'effet des *phlegmasies chroniques*. Au contraire, lorsque la texture des appareils est, non pas détruite, mais vicieusement disposée dans sa composition intime, comme il arrive dans la plupart des maladies *organiques* ou *héréditaires*, l'art ne peut-il tenter avec succès de modifier, et quelquefois même de changer totalement ces vices plus ou moins funestes?

Personne ne refuse à l'éducation la faculté de réprimer les inclinations perverses que l'homme apporte quelquefois en naissant, ou les habitudes vicieuses du premier âge. Il suffit

d'une direction nouvelle, imprimée aux facultés morales, et de son action assez long-temps
soutenue, pour qu'un libertin devienne le plus
vertueux des hommes. Une volonté ferme peut
même suffire quelquefois à cet égard ; c'est par
elle que Louis XV disait contenir le penchant
au vol qui le prenait par momens. Pourquoi
des précautions et des soins purement physiques, suivis avec attention et constance, n'au-
raient-ils pas la même efficacité pour changer la
prédominance vicieuse de certains organes?
Cette donnée de la théorie, l'observation la démontre; et les expérimentateurs se sont con-
vaincus maintes fois de la possibilité de faire al-
ternativement de certains animaux, le Protée,
par exemple, un animal terrestre ou un am-
phibie, suivant qu'on le fait respirer dans l'air
ou dans l'eau; en d'autres termes, suivant qu'on
favorise le développement des *poumons* ou celui
des *branchies*. Ces changemens s'observent également dans les classes supérieures, et chez
l'homme lui-même, où ils s'opèrent, à la vérité, d'une manière moins sensible et plus lente.

Le célèbre physiologiste Darwin offre dans

ce genre un exemple de répression de maladie bien remarquable. A dix-huit ans, il avait eu un accès de goutte ; dès-lors un régime frugal le garantit de ses retours jusqu'à quarante. Mais, à cette époque, en ayant momentanément relâché la sévérité, la goutte reparut; l'observance plus rigoureuse du régime pythagoricien, et surtout l'abstinence des boissons excitantes, le mirent à l'abri de toute atteinte pour le reste de ses jours.

Les moyens que l'art indique pour prévenir les maladies héréditaires, peuvent se rattacher à trois grandes divisions, que nous ne ferons qu'indiquer ici, parce que ce sujet est particulièrement affecté à l'HYGIÈNE (1). Ce sont 1º le *mariage* ; 2º les *arts* ou les professions; 3º le troisième rentre presque dans le précédent, je veux parler de la *gymnastique.*

1º Les agriculteurs et les économistes savent que le moyen d'avoir constamment de belles espèces, c'est de croiser souvent les individus, en ayant le soin de les choisir; sans quoi les races les plus remarquables ne tardent pas à dégénérer, ou, suivant le langage vulgaire, à s'a-

(1) Voyez ce *Résumé.*

bâtardir. Un physiologiste a fait l'observation, à la fois neuve et solide, que si les familles des rois se distinguent en général par l'élégance et la majesté des formes, c'est qu'on les voit rarement s'allier dans leur intérieur; et qu'elles forment des unions toujours choisies, mais dans des familles plus ou moins distantes. N'est-ce pas la même raison qui, dans l'origine, a fait interdire le mariage entre proches parens; disposition qui, des chartes sacrées, est passée dans les codes de lois civiles, mais qui a été puisée à une source unique, l'observation de la nature et des avantages de la société. Le mariage ainsi conçu fournirait donc le véritable secret de la *mégalanthropogénésie*, ou l'art de faire des enfans ayant les précieux dons de l'esprit et de la beauté. Il est inutile après cela, je pense, de faire sentir comment il deviendrait le plus sûr préservatif des maladies *héréditaires*.

2° Il est impossible de ne pas être frappé des différences que la diversité des professions apporte dans le caractère et le physique des hommes. Comparez le cordonnier froid et taciturne, au perruquier actif et babillard; le philosophe,

au poète ; et même , dans une carrière semblable , ceux qui se livrent à des genres différens ,
et vous serez étonnés du disparate des manières,
des goûts et des habitudes que ces individus
présentent. Mais l'étude des professions se rattache , d'une manière encore plus immédiate ,
au développement des maladies *héréditaires*.
Chaque occupation exige l'action d'un organe
particulier , doué en conséquence d'un degré
supérieur d'énergie. Chez le penseur, c'est le
cerveau ; chez le chanteur , les poumons et les
organes vocaux , etc. ; disposition qui les assu-
jettit singulièrement aux maladies de ces organes , et devient par là même susceptible d'être
transmise par la génération. Que ferez-vous
pour préserver de ce vice les enfans de tels pères ? La raison le dit hautement ; il faut les soumettre à un genre de vie opposé , et rendre ainsi
leur prédisposition négative.

3º Il ne suffit pas de neutraliser , pour ainsi
dire , l'action de certaines parties , il faut encore favoriser le développement de quelques
autres par un exercice convenable. Les Grecs
et les Romains nous offrent à cet égard de beaux

modèles-à suivre. Ces nations, qui long-temps réunirent à la beauté mâle et aux forces physiques les plus nobles talens et de grandes vertus civiques, durent en grande partie cette heureuse constitution à leur manière de vivre simple, et surtout aux exercices si multipliés chez eux de la *gymnastique*. Parmi nous, la génération qui s'élève offrira, sous tous les rapports, une organisation plus robuste que toutes celles qui l'ont précédée, parce que de bonne heure on aura fortifié ses organes par ces jeux variés dont nos pères ignoraient les avantages. Déjà un décroissement sensible se montre dans les maladies lymphatiques, et les déformations du système osseux, que ne connurent presque jamais Rome et Lacédémone. Sans doute il reste encore dans l'éducation physique et morale, de grandes améliorations à opérer. Gloire éternelle, toutefois, au philosophe éloquent qui commença cette heureuse réforme! Un tel bienfait assure à l'auteur d'Émile la reconnaissance de l'âge présent et l'admiration de tous les siècles.

L'influence des saisons et des climats qui, suivant l'immortel auteur de l'Esprit des Lois,

mérite une si grande part dans l'étude des habitudes morales et politiques des peuples, devient encore, pour le médecin, la source d'une
foule d'observations également importantes et
fécondes. L'homme né avec une poitrine délicate, que la rigueur des régions septentrionales
menace d'une altération grave, va chercher,
sous un ciel plus doux, le bonheur et la santé.
Qui ne connaît les avantages, sous ce rapport,
des habitations saines et convenablement exposées, mises en parallèle avec les inconvéniens
de ces demeures étroites, obscures et humides
qu'habitent, au sein des vastes cités, l'indigence
et le malheur, et qu'accompagne si souvent le
cortége affreux de toutes les maladies héréditaires? Mais ici finit le domaine de la médecine;
si ses rapports sont intimement unis, et, pour
ainsi dire, confondus avec les principes et l'objet de l'HYGIÈNE, le médecin s'honore aussi de
joindre ses vœux et d'apporter le tribut de ses
lumières, dans ce concours d'efforts généreux
destinés à améliorer le sort de l'espèce humaine,
améliorations que poursuit incessamment la
plus noble et la plus active philanthropie.

Ire DIVISION. — *MALADIES STHÉNIQUES.*

FIÈVRES RMITTENTES.		Quotidienne, tierce, quarté, pernicieuse, ataxique ou maligne, cérébrale.	Le tincti de m met passe à l'a
ÉVROSES.		Névropathie ou vapeurs, Hystérie, Nymphomanie, Hypocondrie, Mélancolie, Pica, Boulimie, Nyctalopie, Satyriasis, Cauchemar, Somnambulisme.	mêm ment ensui
ORRHAGIES.	*Externes.*	Epystaxis, Hémoptysie, Hématémèse, Hématurie, Dyssenterie, Scorbut, Sueur de sang.	form degr de la
	Internes.	Apoplexie, Rupture des gros vaisseaux artériels et veineux, par accident ou par suite d'anévrismes.	divis phlé
UTANÉES.	*Aiguës.*	Érysipèle, Furoncle, Anthrax, Phlegmon, Panaris, Miliaire, Pustule maligne, Pemphigus.	
	Chroniq.	Dartres, Teigne, Éléphantiasis, Éphélides, Squirrhe, Cancer, Scrofules, Syphilis, Tannes.	
MEMBRANES MUQUEUSES TÉGUMENS INTERNES.	*Aiguës.*	Corysa, Ophthalmie, Otite, Angines, Croup, Catarrhe pulmonaire, Gastrite, Cystite, Gastro-entérite, Diarrhée, Catarrhe utérin et vésical.	Ell ûre c me in systé que.
	Chroniq.	Squirrhe au pylore, Dégénération tuberculeuse, Cancer, etc. *	
MEMBRANES SÉREUSES.	*Aiguës.*	Péritonite (Fièvre puerpérale), Pleurésie (fluxion de poitrine), Arachnitis, Phrénésie, Péricardite.	
	Chroniq.	Ascite (hydropisie abdominale), Hydrothorax(hydropisie de poitrine), Hydro-	C pour

TABLEAU SYNOPTIQUE DES MALADIES.

IIe DIVISION. — *MALADIES ASTHÉNIQUES* *.

GÉNÉRALES.

- Congélation.
- Asphyxies. { Par submersion. / Par les gaz non respirables.
- Syncopes. { Par hémorrhagie. / Par influence morale.
- Commotions.
- Empoisonnemens miasmatiques et par plusieurs autres substances.

LOCALES.

- Paralysies.
- Amaurose, ou Goutte sereine.
- Surdité.
- Tremblement sénile.
- Incontinence d'urine, etc.

On ne trouve peut-être pas absolument le caractère pathologique dans ces états, qui deviennent, ou subitement mortels et avant qu'une maladie réelle se soit développée, ou bien qui constituent des prédispositions aux irritations organiques ordinaires. Cette manière de considérer l'asthénie est toute nouvelle et diffère totalement des anciennes théories.

us n'avons dû mentionner ici que les maladies dépendant de la faiblesse *réelle* ; pour toutes celles pendent de la faiblesse *fausse*, voyez la deuxième partie du Traité.

IIIe DIVISION. — *MALADIES ÉPIDÉMIQUES,*

Contagieuses, Virulentes, Héréditaires.

ÉPIDÉMIQUES.	Typhus, Fièvre jaune, Peste, Cholera morbus (de l'Inde).
ENDÉMIQUES.	Goitre, Plique, Lèpre, Pian, etc.
VIRULENTES.	Rage (provisoirement), Vaccine.
CONTAGIEUSES.	Variole, Rougeole, Scarlatine, Gale, etc.
HÉRÉDITAIRES.	Rachitis, Catalepsie, Épilepsie, Manie, Folie, Aliénation mentale, Anévrismes, Goutte, etc.

Ce ne sont pas les maladies elles-mêmes, mais la prédisposition à en être atteint, qui se transmet par la génération.

BIOGRAPHIE

DES MÉDECINS LES PLUS CÉLÈBRES,

ANCIENS ET MODERNES.

~~~~~~

LA plupart des médecins célèbres ne se sont point occupés exclusivement de l'une des branches des sciences médicales ; aussi a-t-on dû, dans la Biographie de cette partie du Cours, faire un choix qui laissât à chacun des autres traités, les hommes dont l'illustration se rattache plus particulièrement à leur objet, en ayant le soin d'y renvoyer.

ACHILLINI (Alexandre), né à Bologne, le 29 octobre 1463, élève de l'université de Paris, enseigna successivement la médecine à Bologne et à Padoue, et mourut en 1512. Son *Anatomie* fut le second ouvrage publié après la renaissance des lettres. La meilleure édition de ses œuvres est celle de Venise, 1568, in-fol.

AÉTIUS, d'*Amide*, médecin grec et chrétien du cinquième siècle, exerça sa profession à Alexandrie, et composa seize livres de compilations, au milieu desquelles se trouvent quelques observations intéressantes. Ses œuvres, traduites en latin par Cornaro, font partie de la collection de *Artis medicæ principes*, d'Henri Étienne.

ALEXANDRE, de *Tralles*, vécut sous Justinien. Digne imitateur d'*Hippocrate*, il se distingua, parmi les médecins grecs qui succédèrent à ce grand homme, par le caractère descriptif de ses ouvrages et l'indépendance de sa pensée. Il a le premier démontré le danger et l'abus des purgatifs. Ses œuvres sont comprises dans la collection que nous venons de citer.

ALPINO (Prosper), né en 1553 à Marostica, dans l'état de Venise, se fit médecin après avoir été militaire; il parcourut l'Orient, et enrichit la littérature médicale d'un excellent *Traité sur la Médecine des Égyptiens*, ainsi que d'un *Traité du Pronostic*, dont le mérite lui a valu, de la part du savant Sprengel, le titre de père de la *Séméiologie*.

AMMANN (Jean-Conrad), né à Schaffouse, exerça la médecine à Amsterdam, vers la fin du dix-septième siècle, et exposa, le premier, les moyens d'apprendre à parler aux sourds-muets de naissance.

ANDROMAQUE, *l'Ancien*, né en Crète, fut médecin de Néron, et inventa la thériaque, dont il indiqua la composition et les propriétés merveilleuses dans un poème en vers élégiaques, traduit en français par Moïse Charas, en 1688.

ARCHAGATUS, né dans le Péloponèse, est le premier des médecins grecs qui vinrent à Rome, où il exerça l'art de guérir, 219 ans avant l'ère chrétienne.

ARCHIGÈNE, d'*Apamée*, exerça la médecine à Rome, sous Domitien, Nerva et Trajan. Juvénal s'est servi de son nom pour désigner un grand médecin. Il fut le fondateur de l'école éclectique.

ARÉTÉE de *Cappadoce*, vivait probablement vers la fin du règne de Néron. Il fut un grand peintre de maladies; Hippocrate avait fait de belles esquisses, Arétée fit des tableaux achevés. La meilleure édition de ses œuvres est celle de Wigan, Oxford, 1723, in-fol. Elles se retrouvent dans la collection de *Artis medicæ principes*, de Haller.

ARNAUD de *Villeneuve* près Montpellier, réclamé comme Catalan par les Espagnols, était Français par le lieu de sa naissance. Il fut médecin célèbre, et penseur hardi pour le treizième siècle; il méprisait les moines, et fut persécuté. L'édition la plus complète de ses œuvres est celle de Bâle, 1509, in-fol., en caractères gothiques. On lui a faussement attribué le fameux livre *de tribus Impostoribus*. (Voy. la *Chimie*.)

ASTRUC (Jean) naquit dans un village, auprès

17.

d'Alais en Languedoc, le 19 mars 1684. Le grade de docteur lui fut conféré à l'université de Montpellier le 25 janvier 1703. Ses disputes avec Hecquet et Pitcairn sur le mécanisme de la digestion lui firent bientôt après une réputation telle que Chirac lui concéda aussitôt la survivance de sa chaire; mais il ne devint professeur titulaire qu'en 1717. Il séjourna long-temps, par la suite, à la cour de l'électeur de Saxe, roi de Pologne, et, de retour en France, il fut médecin consultant du roi, professeur au Collége de France, agrégé près la Faculté, et mourut, à l'âge de quatre-vingt-deux ans, le 5 mai 1766. Il a laissé un grand nombre d'ouvrages sur la digestion, les maladies vénériennes des femmes; ils eurent dans le temps beaucoup de succès.

BAGLIVI (Georges) naquit, en 1669, à Raguse; il étudia la médecine, d'abord à Palerme, ensuite à Bologne, où il prit le grade de docteur. Le pape Clément XI le nomma bientôt à la chaire de médecine théorique; et, en 1695, il fut promu à celle d'anatomie et de chirurgie, au *collége de la Sapience.* Baglivi professa toujours un grand respect pour Hippocrate, malgré son attachement à la doctrine des mécaniciens, laquelle, modifiée par lui, est devenue l'origine du *solidisme.* Il mourut à Rome, le 17 juin 1707, âgé de 38 ans. Ses ouvrages, réimprimés plusieurs fois, seront toujours lus avec fruit.

BAILLOU (Guillaume), né à Paris en 1538, mort, dans la même ville, en 1616, fut un des partisans les plus zélés de la médecine grecque, quoiqu'il ait payé le tribut aux rêveries astrologiques de son temps. Il fut député de Paris à Saint-Denis, pour complimenter Henri IV, et, peu de temps après, nommé, par ce prince, médecin du dauphin. Mais Baillou préféra le calme d'une vie moins brillante, et se livra tout entier à la pratique de l'art et aux soins que demandaient ses ouvrages. Ils sont écrits en latin et assez nombreux ; parmi les plus estimés se trouve : *Epidemiorum et Ephemeridum libri duo*, Paris 1640, in-4°.

BARTHEZ (Paul-Joseph) naquit à Montpellier, le 11 décembre 1734. Peu de médecins et d'hommes de lettres ont eu une érudition aussi vaste que lui. On le vit, à l'exemple de *Boerhaave*, professer successivement et avec un égal succès, presque toutes les branches des sciences médicales, dans l'université de Montpellier, dont il fut chancelier. Les ouvrages de Barthez sont empreints d'un caractère métaphysique peu propre à les faire goûter du grand nombre des lecteurs. Sa *Science de l'homme* lui valut quelques persécutions de la part de Rome, lors de sa publication. Barthez, comme médecin et comme physiologiste, a exercé une grande influence sur l'esprit et les progrès de la science. Il mourut à Paris, le 15 octobre 1806.

BICHAT (Marie-François-Xavier), né à Thoirette, département de l'Ain, le 11 novembre 1771, et mort à l'âge de 29 ans, à Paris, le 22 juillet 1800. Un de ces génies auxquels il est donné de changer la face de la science qu'ils cultivent; anatomiste, physiologiste, praticien, Bichat embrassa toutes les branches de l'art de guérir, et, dans toutes, il porta la même élévation d'idées. Il est, parmi les écrivains livrés à l'étude des sciences, un de ceux qui ont allié, avec le plus de succès, la solidité des principes et la précision des détails, avec l'élégance et la richesse du style. Ses ouvrages appartiennent plus particulièrement à la PHYSIOLOGIE. Le gouvernement, sur la proposition de *Corvisart*, décréta qu'un monument élevé à l'Hôtel-Dieu recevrait les noms de Desault et de Bichat, réunissant ainsi deux hommes également célèbres, le disciple et le maître. Le décret a reçu son exécution.

BOERHAAVE (Hermann) naquit le 13 décembre 1668, au village de Wocerhout, près de Leyde.

Aucun médecin n'a joui d'une aussi grande célébrité. Le résultat en fut tel, que l'immense concours d'étrangers que le désir de le consulter, et d'élèves que l'éclat de ses leçons attirait à Leyde, obligea, à plusieurs reprises, d'étendre les limites de la ville. On assure qu'un mandarin de la Chine ne trouva rien de mieux, pour lui écrire, que cette simple souscription : *A Boerhaave, en Europe*. Quelques-uns de ses ouvrages eurent aussi l'honneur d'être traduits en langues orientales, et Lamettrie traduisit en français les *Institutions de Médecine*. Boerhaave fut le Galien de la Hollande ; éclectique, quoiqu'entraîné vers les doctrines chimiques et mécaniques. Il mourut, le 23 octobre 1738, âgé de 70 ans. (Voy. *la Chimie*.)

BORDEU (Théophile de), né à Iseste, dans la vallée d'Ossau, en Béarn, le 22 février 1722, fut grand médecin, écrivain original et spirituel. Avec toute la profondeur de *Stahl*, il sut imprimer à ses idées une précision et une solidité que ne pouvait avoir la doctrine des spiritualistes et des vitalistes. Les ouvrages de Bordeu n'ont rien des principes de l'école de Montpellier, où il avait cependant commencé son éducation médicale. L'école de Paris pourrait le revendiquer à bon droit, car ce sont ses vues, tout à la fois grandes et ingénieuses, que Bichat a si heureusement fécondées. Peu d'écrivains ont eu d'ailleurs, comme lui, le talent de revêtir leur pensée de ce style vif et piquant qui donne à quelques-unes de ses productions tout le charme des romans philosophiques de Voltaire. La plus grande partie des travaux de Bordeu a été réunie en deux volumes in-8°, et publiée par M. Richerand, en 1818.

BROWN (Jean), fameux réformateur de la médecine en Écosse, né dans le comté de Berwick, fut d'abord théologien et même très-exalté dans ses opinions, jusqu'à ce que, tombant dans l'extrême opposé, il afficha presque l'irréligion. Il ne se montra pas moins tranchant dans ses idées médicales. Élève de *Cullen*, il remplaça la doctrine de son maître par celle de l'*incitabilité*, qui, d'un principe solide et vrai, le conduisit à des conséquences absurdes ou subtiles. C'est à son école, dont les principes envahirent bientôt toute l'Europe, qu'est dû le déplorable abus des stimulans, qui a fait la règle médicale dominante, pendant plus d'un quart de siècle. Ses déréglemens et son intempérance hâtèrent sa mort, qui arriva à Londres, dans l'année 1787. On n'a de lui, bien authentiques, que ses *Élémens de médecine* et ses *Observations sur les anciens systèmes de médecine*.

COELIUS AURELIANUS fut, selon toutes les probabilités, contemporain de *Galien*. Il appartient à la secte des *méthodistes*, et même c'est à lui qu'est due la première idée de la distinction des maladies en deux classes. Compilateur laborieux, son style est dur et barbare.

CORVISART DESMARETS (Jean-Nicolas), né à Gricourt, en Vermandois, fut professeur à la Faculté de Paris, au Collége de France, membre de l'Académie des sciences, premier médecin de Napoléon. Mais il eut un titre plus solide, c'est d'avoir porté des idées grandes et justes dans la médecine, en créant la véritable doctrine organique. Ses vues à cet égard se trouvent dans la préface de la troisième édition de son *Essai sur les maladies du cœur et des gros vaisseaux*, in-8°, *Paris*, 1818. Corvisart est mort en 1821.

CULLEN (Guillaume) naquit en 1712 dans le comté de Lanerck, en Écosse, et prit son grade de médecin à l'université de Glascow, où il professa plus tard la chimie. Ce fut la même chaire qui lui fut donnée, en 1756, dans la célèbre université d'Édimbourg. Cullen fut un des plus redoutables antagonistes de l'*humorisme*, en même temps qu'il accréditait les opinions d'*Hoffmann* et des *solidistes*. Quoique ses principes aient été modifiés, il n'en mérite pas moins d'être considéré comme le premier médecin de l'Angleterre. Cullen mourut le 5 février 1790, laissant plusieurs ouvrages justement estimés.

DESBOIS DE ROCHÉFORT (Louis), né à Paris, en 1750, y mourut en janvier 1806. Parmi les titres de ce médecin à la reconnaissance de la postérité, est celui d'avoir fondé la première école de Clinique en France. Le seul ouvrage de lui est un *Cours de matière médicale,* réimprimé plusieurs fois.

DUMAS (Charles-Louis), né à Lyon, le 8 février 1765, est l'un des médecins qui ont le plus honoré l'école de Montpellier, dont il fut professeur et doyen jusqu'à l'époque de sa mort arrivée le 3 avril 1813. Dumas a publié plusieurs ouvrages importans, notamment : *Doctrine générale des maladies chroniques,* deuxième édition, 2 vol. in-8°, 1823 ; *Principes de Physiologie,* 4 vol. in-8°, deuxième édition, 1806. Cet ouvrage, comme tous ceux du même auteur, se distingue par l'élégance du style.

ESCULAPE, personnage célèbre de la Fable, où il est admis comme le Dieu de la médecine. Sa naissance, sa vie et sa mort sont également incertaines. Il a été représenté sous une infinité de formes allégoriques.

FERNÉL (Jean), le plus célébre des médecins

français du seizième siècle, cultiva surtout la littérature médicale, et fut à la fois l'écrivain le plus érudit et le plus pur de son temps. Il rendit la santé, par ses soins, à la célèbre Diane de Poitiers, et refusa d'être le médecin du roi, son amant. Plus tard, il devint celui de Henri II, qu'il suivit au siége de Calais, et mourut à Fontainebleau, le 26 avril 1558. Les ouvrages de Fernel, assez nombreux, sont rédigés dans l'esprit de la doctrine hippocratique.

FOUQUET (Henri), un des médecins les plus distingués du dix-huitième siècle, naquit en 1727, à Montpellier, où il mourut le 10 octobre 1806. Auteur d'un grand nombre de dissertations et de mémoires, il fut aussi un des collaborateurs de la grande Encyclopédie, où il rédigea, entr'autres, l'article *Sensibilité*.

FRACASTOR (Jérôme), né à Vérone en 1483, et mort à Trente, en août 1553, peut être nommé le *Virgile* de la médecine. Son poème, très-connu, de la *Syphilis*, n'est pas moins recommandable par l'heureuse clarté des descriptions que par l'élégance continue du style. Après sa mort, sa ville natale lui fit élever une statue en marbre.

FRANCK (Jean-Pierre), fit ses études médicales et prit le titre de docteur à l'université de Heidelberg. Tour-à-tour professeur à Gœttingue, à Pavie, à Vienne, à Saint-Pétersbourg, Franck obtint la confiance de plusieurs têtes couronnées. L'empereur d'Autriche, Alexandre, Napoléon, le consultèrent et le comblèrent de faveurs. Il a laissé plusieurs ouvrages, entr'autres un *Traité de médecine*, 4 vol. in-8°, traduits du latin en français, 1820. Franck était né le 17 mars 1745, et mourut à Vienne le 24 avril 1821.

GALIEN naquit à Pergame, dans l'Asie-Mineure, vers l'an 131 de l'ère vulgaire, et vint à Rome trente ans plus tard, après avoir étudié dans la célèbre école d'Alexandrie. Esprit vaste, mais porté aux subtilités, ce médecin embrassa beaucoup mieux la théorie de l'art de guérir que la pratique; aussi est-ce par là surtout qu'il diffère d'Hippocrate. Ses travaux les plus importans se rattachent à l'*anatomie*. La seule collection de ses œuvres, en grec et en latin, est celle de Réné-Chartier. *Paris*, 1639-1679, 9 ou 10 vol. in-fol.

HAEN (Antoine de), né à La Haye en 1704, fut élève de *Boerhaave*, et passa à la chaire de médecine-pratique, à Vienne, en 1754. Médecin de la cour et praticien très-répandu, il se montra peut-être trop intolérant, même dans son aversion pour l'émétique. Il mourut le 5 septembre 1776, laissant plusieurs

ouvrages, parmi lesquels le plus important est :
Ratio medendi.

HELMONT (Van), naquit à Bruxelles, en 1577.
Doué d'une imagination ardente, il fut le premier
à attaquer les doctrines galéniques, et leur substitua
des idées grandes, mais presque toujours entachées
de mysticisme. Il convenait lui-même, que dans la
composition il était presqu'en délire. Il fut encore
plus grand chimiste que médecin, et mourut près
de Vilvorde, le 30 décembre 1644. (Voyez la
Chimie.)

HIPPOCRATE, surnommé tour-à-tour le *père de
la médecine*, le *divin vieillard*, l'*oracle de Cos*,
vit le jour dans cette ville, fut contemporain, à ce
qu'il paraît, de Socrate, de Platon et de Démocrite.
Il était fils d'Héraclide, de la famille des Asclépiades.
(Voyez pour plus de détails, l'Introduction historique et le *résumé d'Hygiène.*)

HALLÉ (Jean-Noël), né à Paris, en 1754, y
mourut le 11 février 1823; professeur à la faculté,
membre de l'institut, etc., ce médecin très-érudit,
a enrichi successivement l'encyclopédie méthodique,
le grand dictionnaire des sciences médicales, d'articles fort remarquables; il fut médecin habile et
homme de bien.

HOFFMANN (Frédéric), naquit à Halle, le 19 février 1660. Un goût naturel l'avait porté d'abord à l'étude des mathématiques, qui ne lui furent pas peu utiles dans la direction de ses recherches médicales, après qu'il eut pris le grade de docteur à Iéna, en 1681. Il fut le protecteur du célèbre *Stahl*, qu'il se donna pour collègue. Honoré lui-même de la confiance du roi de Prusse et de l'amitié des hommes les plus célèbres, comblé d'honneurs et de richesses noblement acquises, il mourut le 4 octobre 1742. Sa doctrine et ses principes, qui constituent ce que la médecine pouvait alors avoir de plus positif, sont exposés dans une série d'ouvrages, dont la collection entière forme 17 vol. in-4°. *Venise*, 1745.

LIEUTAND (Joseph), naquit à Aix en Provence, le 21 janvier 1703, et mourut à Paris, le 6 décembre 1780. Médecin des enfans de France, il devint premier médecin du Roi, à l'avénement de Louis XVI. Observateur laborieux, il a laissé plusieurs ouvrages utiles, quoique déparés par un grand nombre d'inexactitudes. Le premier en France, il fit sentir la nécessité de l'anatomie pathologique.

LORRY (Anne-Charles), naquit à Crosne, le 10 octobre 1726, et mourut à Bourbonne-les-Bains, en 1780. Investi de la confiance de Louis XV et de celle de son successeur, Lorry figurait en première ligne parmi les médecins les plus distingués de la capitale, *Bordeu* et *Bouvart*. Dans le nombre de ses ouvrages on distingue le *Traité de la mélancolie*, Paris, 1765, 2 vol. in-8°, et celui des *maladies cutanées*, 1777, in-4°.

MEAD (Richard), médecin anglais célèbre, a justifié sa réputation, comme grand praticien et comme écrivain habile. Membre de la société royale de Londres, il fut médecin du roi Georges II et de l'hôpital de Saint-Thomas. On a de lui divers ouvrages, en latin et en anglais; ils ont été réunis dans deux éditions, l'une de Paris, l'autre de Londres, et traduits en français par Coste, 2 vol. in-8°, Paris, 1774. Méad était né à Stepney, petit bourg près de Londres, le 11 août 1673, et mourut le 16 février 1754.

ORIBASE, vécut au 9e siècle; il était originaire de Sardes, suivant les uns, de Pergame, suivant les autres. Ami et confident de l'empereur Julien, il suivit ce prince dans la Gaule et recueillit son dernier soupir. Dépouillé bientôt de ses dignités sous son successeur, il fut rappelé par Arcadius, qui fit pour lui autant que son premier protecteur. Oribase a beaucoup écrit; mais tous ses ouvrages ne sont que des compilations.

PATIN (Gui) est plus estimé aujourd'hui comme littérateur que comme médecin. Il fut un des adversaires les plus acharnés de l'émétique, qu'il a combattu dans son *martyrologe de l'antimoine.* Esprit satirique et mordant, il a beaucoup du cynisme de Rabelais. Ses lettres, formant 7 volumes in-12, furent lues avec avidité parce qu'elles intéressaient agréablement la malignité publique. Il vécut dans l'intimité du célèbre président de Lamoignon ; il était né dans les environs de Beauvais en 1601, et mourut à Paris, le 30 août 1672. On a un recueil des bons mots de Gui Patin, publié par *Bayle* sous le titre de *Patiniana.*

PINEL (Philippe). Voltaire inséra le nom de Fontenelle vivant encore, mais à cause de son grand âge, dans son catalogue des auteurs célèbres du *siècle de Louis* XIV. Nous avons cru devoir en user ainsi à l'égard d'un médecin célèbre qui, de son vivant, peut être considéré comme appartenant à la postérité. M. Pinel touche en effet au terme d'une carrière longue et glorieusement parcourue; la vérité peut donc être exprimée à son égard sans passion et sans flatterie. Il est né le 20 avril 1745. Doué d'un esprit analytique et pénétrant, il a porté l'ordre et la clarté dans la pathologie, et fourni à *Bichat* la première idée vraiment féconde de la distinction des tissus vivants. La postérité reconnaissante n'oubliera pas que c'est la plume éloquente de

M. Pinel qui améliora le sort des aliénés, en faisant tomber leurs chaînes. Membre de l'Institut, honoraire de la faculté de médecine, il a publié, outre ses ouvrages classiques, un grand nombre de mémoires parmi ceux de l'académie des sciences, et d'articles dans l'encyclopédie méthodique.

PIQUER (André), naquit à Fornoles, dans le royaume d'Aragon, le 6 novembre 1711 et mourut à Madrid, fort regretté, le 3 février 1772. Il a écrit sur la physique, sur la logique, et sur la médecine en particulier *un traité des fièvres* qui eut une grande réputation dans le temps.

PLATER (Félix), né à Bâle le 1er août 1605, fut, quoique un peu superstitieux, ennemi des formules compliquées et même de la saignée. Il devint en 1656, archiatre de sa ville natale, et membre du sénat, en 1664.

PLATNER (Ernest), sa réputation est plus particulièrement établie sur ses ouvrages de philosophie, que sur ceux qui appartiennent à l'art de guérir, bien qu'estimables d'ailleurs et même utiles. Il a consacré beaucoup d'écrits à développer les principes de Leibnitz et de Wolf, et adopta en grande partie les idées de Kant. Comme physiologiste, il appartient à l'école de Stahl; ses ouvrages, extrêmement nombreux, ont eu beaucoup d'influence sur la littérature allemande. Il était né à Leipzick, le 11 juin 1744, et y mourut, professeur de l'université, le 12 mai 1818.

RAMAZZINI (Bernardin), né le 5 novembre 1633, à Campi près Modène, a cultivé avec un égal succès la littérature et la médecine. Aveugle et accablé d'infirmités, il continuait encore les leçons dont il était chargé comme professeur à l'université de Padoue. Il était au moment d'en faire une lorsqu'il fut frappé d'une attaque d'apoplexie, dont il mourut douze heures après, âgé de 81 ans. Outre plusieurs écrits polémiques, Ramazzini a laissé quelques ouvrages très-importans réunis dans une édition publiée à Londres en 1716, in-4°.

RHAZÈS, un des plus célèbres médecins de l'Orient, naquit à Ray, ville de l'Irak. On ne connaît pas exactement l'époque de sa mort. Il étudia avec beaucoup de soin les anciens, particulièrement Galien et Hippocrate. Il parcourut la double carrière de l'enseignement et de la pratique de la médecine. On lui doit en chimie le premier emploi de l'alcool; comme médecin, sa réputation tient à la description qu'il a donnée de la variole.

RIVIÈRE (Lazare), naquit à Montpellier, en 1589; fut renvoyé à l'année suivante quand il se présenta en 1610, pour obtenir le doctorat, et n'en devint pas moins quelques années plus tard, le plus célèbre professeur de cette école. Il professa généralement les idées galéniques, et adopta surtout la polypharmacie du médecin de Pergame. Rivière avait une pratique extrêmement étendue, ce qui ne l'empêcha pas de vaquer exactement à ses fonctions de professeur et de publier plusieurs ouvrages. Ceux-ci peuvent être considérés comme le résumé de tout ce qui avait été fait jusqu'alors en médecine; ils ont été réunis avec un beau portrait de l'auteur, sous le titre : *Rivierii opera omnia*, Lyon, 1790, in-fol. Ce médecin mourut en 1655.

ROUSSEL (Pierre). Qui n'a pas lu le charmant ouvrage de ce médecin, intitulé : *Système physique et moral de l'homme et de la femme?* Son éloge par M. Alibert n'est pas moins connu ; et l'on ne sait qu'y goûter le plus de la vie paisible et modeste de l'homme, ou de l'élégance et de la délicatesse du panégyrique. Élève et ami du célèbre Bordeu, dont il écrivit lui-même l'éloge, Roussel défendit et propagea constamment les principes de son maître. Il a laissé peu d'ouvrages, parce qu'il donnait beaucoup de temps à la rédaction de journaux; il vécut pauvre, et pourtant heureux, parce qu'il avait cette philosophie qui élève l'homme au-dessus de toutes les conditions sociales. A la formation du corps lé-

gislatif, il ne lui avait cependant manqué qu'un petit nombre de suffrages; il était né à Ax, département
de l'Ariège, et mourut en l'an X.

RUSH (Benjamin), naquit près de Bristol dans
la Pensylvanie, le 5 janvier 1745. Issu d'une famille de Quakers, il reçut une éducation brillante,
et fut imbu de bonne heure de sentimens religieux
qu'il conserva toute sa vie. Il prit le grade de docteur à Édimbourg, en 1768, et fut nommé professeur de chimie à Philadelphie l'année suivante. Rush
fit partie du congrès qui secoua le joug de l'Angleterre. L'amour de la patrie fut une de ses passions
les plus vives; il n'embrassait pas avec moins d'ardeur le bien de l'humanité à laquelle il consacra sa
vie entière. Il a laissé un assez grand nombre d'ouvrages, dans lesquels il a toujours combattu la contagion de la fièvre jaune.

SANCHEZ (Antoine-Nunez-Ribeiro), célèbre médecin portugais, né à Peyna-Macar, le 7 mars 1699;
étudia la médecine d'abord à Coïmbre et à Salaman-
que; se rendit ensuite à Londres d'où il vint à Paris,
et alla enfin à Leyde entendre les leçons du célèbre
Boerhaave. Long-temps employé au service de la
cour de Russie, il fut contraint de quitter Saint-
Pétersbourg et se retira à Paris après la mort de
l'impératrice Anne, sa protectrice. Il vivait dans un

état voisin de la détresse, lorsque la célèbre Catherine lui fit une pension de mille roubles, dont il ne profita guère; la mort l'ayant enlevé le 24 octobre 1783. Outre plusieurs dissertations sur les maladies vénériennes, il est auteur de l'article *affections de l'ame*, dans l'encyclopédie méthodique.

SAUVAGES (Boissier de), naquit à Alais, le 12 mai 1706; il était déjà reçu médecin qu'il continuait de cultiver la poésie, et insérait assez fréquemment des ouvrages de ce genre dans le mercure du temps. *Le traité des classes des maladies* lui ouvrit, en 1734, les portes de l'université de Montpellier, où il devint ainsi professeur sans passer par le concours. Le premier, il attaqua les doctrines chimiques et mécaniques qui régnaient dans cette célèbre école, et parvint à leur substituer les idées de *Stahl.* Il fut ami de *Boerhaave* et de Linnée; il a publié plusieurs ouvrages d'économie domestique et de médecine; sa *nosologie méthodique* parut en 1763. Gilibert a réuni plusieurs mémoires ou dissertations de Sauvages, sous le titre de *chefs-d'œuvre*, Lyon, 1771, 2 vol. Sauvages mourut le 19 février 1767.

SELLE (Chrétien-Théophile), né à Stettin, en 1748, consacra ses premières méditations à la philosophie, où il acquit assez de force pour défendre, non sans succès, la philosophie expérimentale contre les attaques de Kant. Il avait cependant publié déjà sa *Pyréthologie*, ouvrage qui obtint et conserve encore l'estime de toute l'Europe médicale. Selle fut médecin du grand Frédéric et professeur de clinique à Berlin. Comme praticien, il a joui d'une réputation méritée; comme écrivain, il a concouru utilement aux progrès de la science. Il mourut phthisique, à Berlin, le 9 novembre 1800.

STAHL (Georges-Ernest), naquit à Anspach, le 21 novembre 1660. Il est considéré comme le chef de la secte spiritualiste. Professeur à Halle, il fut nommé, en 1716, médecin du roi de Prusse, Frédéric-Guillaume. Sa réputation, comme chimiste, surpasse peut-être encore celle qu'il eut comme médecin. (*Voyez le Résumé de Chimie.*)

STOLL (Maximilien), fut d'abord admis dans la Société des Jésuites, et se livra quelque temps, en cette qualité, à l'enseignement des langues grecque et latine. Ayant ensuite pris le bonnet de docteur, à Vienne, il y devint professeur de clinique et très-grand praticien. Ses ouvrages, bien qu'infectés d'humorisme, seront toujours recherchés comme des recueils de bonnes observations. L'empereur le visita dans sa dernière maladie. Il mourut le 22 mars 1788.

SYDENHAM (Thomas), a été surnommé l'*Hippocrate anglais*. Sa vie fut tout entière consacrée à la pratique, car ses ouvrages sont tous le fruit de l'expérience et d'une longue observation; ils ne peuvent cependant être lus aujourd'hui qu'avec précaution. Sydenham était gentilhomme; il était né dans le comté de Dorset, en 1624, et mourut à Londres, en 1689.

TISSOT (S.-A.-D.), né à Lausanne, en 1728, fut reçu docteur à Montpellier, en 1749. Long-temps il refusa les honneurs qu'on lui offrait dans différentes cours et universités de l'Europe; mais enfin, cédant aux sollicitations de l'empereur Joseph II, il accepta la chaire de clinique à Pavie. Le pape Pie VI le combla d'honneurs, quoique protestant, dans un voyage qu'il fit à Rome. Tissot, retiré de l'enseignement et de la pratique, passa les dernières années de sa vie dans une retraite agréable, voisine des lieux où il était né, et y mourut le 16 juin 1797. Il a laissé plusieurs ouvrages estimés. (*Voyez la Bibliographie.*)

TORTI (François), était né à Modène, le 11 décembre 1658. Après avoir étudié la jurisprudence, il prit le grade de docteur à Bologne, en 1678. Les lettres et la poésie avaient occupé les premières années de sa vie; elles furent la consolation de sa vieillesse.

Il défendit le Tasse contre Bouhours, et publia le fameux *Traité des fièvres pernicieuses*, où l'administration du quinquina fut, pour la première fois, bien arrêtée. L'amour de la patrie lui fit refuser les chaires qu'on lui offrit à Turin et à Pavie, et il se contenta de celle qu'il occupait dans sa ville natale, où il mourut, en mars 1741.

ZIMMERMANN (Jean-Georges), naquit à Brugg, dans le canton de Berne, le 8 octobre 1728. Il étudia la médecine à l'université de Gœttingue, sous le célèbre Haller, dont il fut l'élève chéri, et dont il a écrit la vie. Honoré de la confiance de Catherine II, du grand Frédéric et de plusieurs autres princes, Zimmermann cultiva avec un égal succès la littérature, la médecine et la politique. Il s'adonna même entièrement à celle-ci durant les dernières années de sa vie, et combattit les idées qu'il avait adoptées d'abord. L'entrée des troupes françaises dans sa patrie, à l'époque de la révolution, abrégea, dit-on, sa vie, qui, d'ailleurs, avait été constamment troublée par une disposition mélancolique. Il mourut le 7 octobre 1795. Pour ses ouvrages, voyez la *Bibliographie*.

BIBLIOGRAPHIE

PATHOLOGIQUE,

ou

CATALOGUE RAISONNÉ

DES MEILLEURS OUVRAGES ÉCRITS SUR LA MÉDECINE,

~~~~~~

Dans l'immense quantité d'ouvrages que comprend la littérature médicale, on a été forcé de faire ici un choix de ceux qui doivent entrer plus spécialement dans la bibliothèque du médecin et de l'amateur.

———

Histoire de la science.

HISTOIRE *de la médecine*, par FREIND, traduit de l'anglais par *Étienne Coulet*, Londres, 1727, 3 vol. in-12. — L'ouvrage est divisé en trois parties qui traitent, la première, des auteurs grecs jusqu'à Galien, la 2e, des auteurs arabes, la 3e des latins et des modernes. Écrit avec beaucoup d'impartialité, il est avec raison regardé comme classique.

HISTOIRE *de la médecine*, par DANIEL LECLERC. in-4° — Cet ouvrage prend l'art de guérir à son origine, et le poursuit jusqu'au temps de Galien. Il fut pendant un long intervalle, le meilleur livre en ce genre et, pour ainsi dire, le classique par excellence. On peut dire que c'est en général une production estimable, malgré les vices nombreux du plan et la minutie de certains détails ; on peut retirer encore beaucoup de fruit de sa lecture.

RECHERCHES *sur quelques points de l'histoire de la médecine, qui peuvent avoir rapport à l'arrêt de la grand'chambre du parlement de Paris, concernant l'inoculation, et qui paraissent favorables à la tolérance de cette opération,* par BORDEU, Paris, 1764, 2 vol. in-12. — C'est peut-être l'ouvrage dans lequel sont exposées les idées les plus saines sur Hippocrate, Galien, Stahl, Paracelse, Van Helmont et Boerhaave, et dont la lecture peut par conséquent devenir très-profitable.

COUP D'OEIL *sur les révolutions et la réforme de la médecine,* par CABANIS, Paris, 1804. in-8°. — On peut considérer ce livre comme un excellent tableau des systèmes qui ont dominé tour-à-tour la médecine. L'auteur a surtout voulu prouver, en le composant, qu'il n'y a que l'observation qui conduise à des résultats utiles ; il y a développé d'ailleurs l'élégance et la richesse du style qui lui sont propres.

HISTOIRE *de la médecine, depuis son origine jusqu'au 19e siècle,* trad. de l'all. de KURT SPREN-GEL, par JOURDAN. 9 vol. in-8°. — 40 fr. — Les tomes 8 et 9 se vendent séparément. — C'est sans contredit l'ouvrage le plus complet que nous ayons en histoire. On a bien reproché à l'auteur un peu de partialité pour certains hommes ou pour certains systèmes ; et bien que les Français en particulier aient à se plaindre de lui, le livre n'en offre pas moins un tableau aussi régulier que bien entendu de toutes les parties de l'art de guérir. Le style toujours pur et approprié au sujet, a été rendu avec un vrai talent par le traducteur.

BIOGRAPHIE *médicale,* par MM. JOURDAN, DES-GENETTES, MARQUIS, BOISSEAU, BÉGIN. 7 vol. in-8°. — Ce livre ne contient pas seulement l'histoire de la vie privée des médecins, sur laquelle d'ailleurs tant d'erreurs se sont glissées dans la plupart des ouvrages de ce genre ; mais un examen lumineux et équitable de leurs travaux, permet de suivre l'enchaînement des systèmes et des doctrines scientifiques, qui deviennent d'autant plus faciles à saisir que les détails en sont présentés sous une forme aussi précise qu'agréable. Nous ne balançons donc pas à mettre sa lecture au rang des écrits les plus utiles pour la généralité des hommes, qui veulent à la fois se distraire et s'instruire.

Pathologie générale.

OEUVRES *complètes* d'Hippocrate ; édit. de Chartier, de Foës, de Vander Linden-—Les écrits de ce grand homme doivent être l'objet constant des méditations du médecin, qui sent l'importance et la dignité de sa profession. Quelques-uns intéressent plus directement les praticiens, ce sont les *aphorismes* et les *épidémies ;* mais dans tous l'homme d'état, le philosophe, le moraliste, puiseront constamment les connaissances les plus variées et les principes les plus solides; c'est par là que s'explique cette admiration qu'ils ont inspirée dans tous les siècles. Une bonne traduction enfin complète et surtout exacte des ouvrages d'Hippocrate, servirait bien utilement les besoins de la science.

ÉLÉMENS *de pathologie générale*, par A.-F. Chomel, 2ᵉ édit., Paris, 1823. in-8º. — Ouvrage où se montrent un peu trop les formes et les détails scolastiques, mais contenant d'ailleurs des observations utiles.

NOUVEAUX ÉLÉMENS *de pathologie médico-chirurgicale, ou précis théorique et pratique de médecine et de chirurgie, rédigés d'après les principes de la médecine physiologique,* par MM. ROCHE et SANSON, 1825. 3 vol. in-8°. — 20 fr. — Le premier et le second volumes sont en vente, et seront promptement suivis du troisième. —Excellent ouvrage, où la science est présentée dans le plus grand détail, les procédés thérapeutiques avec une clarté et une précision qui en rendent la lecture bien avantageuse dans le cours des études médicales et indispensable dans la pratique.

Nosographie et nosologie.

NOSOLOGIA *methodica,* par BOISSIER DE SAUVAGES, Genève, 1763, 5 volumes in-8°.

SYSTEMA *morborum symptomaticorum secundùm classes, ordines et genera, cùm characteribus,* par SAGAR, Vienne, 1784, in-8°.

NOSOGRAPHIE *philosophique,* ou *la méthode de l'analyse appliquée à la médecine,* par PHILIPPE PINEL, 6e édit., 1818, 4 vol. in-8°. — Le succès prodigieux qu'a obtenu cet ouvrage, indique uffisamment son mérite. Quelques progrès que les sciences médicales aient fait depuis sa publication, ce livre restera non-seulement comme un monument du premier succès dans la distribution méthodique et régulière des maladies, mais comme modèle de style et de saine critique.

NOSOLOGIE *naturelle, ou les maladies du corps humain distribuées par familles*, par J.-L. ALIBERT, grand in-4°, papier vélin, tom. premier, Paris, 1817. — Le talent descriptif de cet écrivain célèbre est trop connu, pour qu'il ne soit pas superflu de dire qu'il s'est en quelque sorte surpassé lui-même dans l'ouvrage que nous indiquons. Aussi serait-il à désirer qu'une édition moins coûteuse le mît à la portée des moyens pécuniaires du grand nombre des lecteurs.

Traités généraux de médecine pratique.

OEUVRES *complètes de* Thomas SYDENHAM, 2 vol. in-8°, avec des notes et une notice sur l'auteur par *Prunelle*, Montpellier, 1816.

RATIO *medendi in nosocomio practico vindobonensi*, par Maximilien STOLL, trad. par *Mahon*, 1819, 2 vol. in-8°. — Ouvrage que dépare une théorie entièrement humorale, mais riche d'une foule d'observations intéressantes, et de détails de pratique susceptibles de recevoir une application journalière.

ÉLÉMENS *de médecine pratique*, par CULLEN,

trad. de l'anglais, et augmentés de notes très-étendues et parfois excellentes, par *Bosquillon*, Paris, 1787, 2 vol. in-8°.

OEUVRES *de médecine pratique* de PUJOL DE CASTRES ; avec une notice sur la vie et les travaux de ce médecin, et des additions, par *Boisseau*, 4 vol. in-8°. — 15 fr. — Cet ouvrage mérite d'être lu et médité, car il contient les germes de la plupart des nouvelles idées médicales.

Sur les fièvres.

RUDIMENTA *pyrethologiæ methodicæ*, de SELLE, trad. en français, sur la 3e édit., Paris, 1817, in-8°. — Ce livre est plein d'idées saines et d'observations utiles ; il honorera toujours l'époque à laquelle il a été publié, et sera lu avec fruit.

COURS *de fièvres ;* ouvrage posthume de GRIMAUD, publié par *Dumas*, 3 vol., Montpellier, 1795, Paris, 1815, 4 vol. in-8°.—On trouve dans ce livre une érudition immense, et de bonnes observations, mais perdues au milieu des subtilités de la physiologie stahlienne.

TRAITÉ *des fièvres intermittentes pernicieuses*, par J.-L. ALIBERT. 4e édit., Paris, 1809, 1 vol. in-8°. — Cet ouvrage renferme une exposition très-

bien faite des causes qui favorisent le développement
de ces maladies, et particulièrement des notions qui
se rapportent à l'émanation des effluves marécageux.
Les détails relatifs à l'administration du quinquina
sont d'un grand intérêt ; on espère que les grandes
occupations pratiques et littéraires de l'auteur, ne
l'empêcheront pas de réimprimer ce livre, en y ajou-
tant les faits et les principes qui le mettront au ni-
veau de la science.

*Pyréthologie physiologique, ou traité des fiè-
vres considérées dans l'esprit de la nouvelle doctrine médicale,* par F.-G. Boisseau, Paris, 1823,
1824 et 1825, in-8°. — 8 fr. — Trois éditions con-
sécutives de cet excellent livre ont assigné la place
qu'il mérite d'occuper dans la littérature médicale ;
c'est avec justice qu'on le considère à tous égards
comme le meilleur classique.

TRAITÉ *de la fièvre jaune,* par Devèze ; Paris,
1820, in-8°. — L'auteur est le premier écrivain
français qui ait émis le principe de la non contagion,
après avoir observé la fièvre jaune pendant vingt ans
en Amérique.

HISTOIRE *médicale de la fièvre jaune observée
en Espagne, et particulièrement en Catalogne
dans l'année* 1821 ; par Bally, François et Pari-
set, commissaires du gouvernement français à Bar-

celone, 1 vol. in-8°, Paris, 1823.—Cet ouvrage est
le plaidoyer des contagionistes ; joint au précédent,
il peut donner une idée assez exacte des raisons émises
pour et contre ce sentiment.

Sur les phlegmasies.

HISTOIRE des phlegmasies ou inflammations
chroniques, etc., par M. BROUSSAIS, Paris, 1823.
3 vol. in-8°. — Cet important traité, que bien des
médecins considèrent comme le titre le plus honorable
de son auteur, a été augmenté d'un volume dans
l'intervalle de la 1re édit. à la 3e. On ne peut pas
dire cependant qu'il ait acquis par là un degré de valeur
bien marqué, parce que les idées dont se composent
les notes, se trouvent dans les autres ouvrages
de l'auteur et qu'on aimait à découvrir dans la
première édition le germe des principes qu'il a si
habilement développés depuis.

TRAITÉ pratique de l'inflammation, de THOMPSON,
2 vol. in-8°, trad. de l'anglais sur la 3e édit.
— Cet ouvrage important manquait à notre littérature
médicale ; c'est un vrai service que rendront à
l'art de guérir les auteurs estimables qui se sont
chargés de le transporter dans notre langue.

Sur les hémorrhagies.

PROGRAMMA *de consulta utilitate hæmorrha-giarum*, par STAHL, in-4°. Halæ. 1704.

TRAITÉ *des hémorrhagies*, par LŒDAT, 1 vol. in-8°, Paris, 1818.—Contenant des faits précieux, mais embarrassé de divisions et de distinctions scolastiques.

HISTOIRE *philosophique et médicale des causes essentielles, immédiates ou prochaines des hémorrhagies*, par LATOUR, in-8°, Orléans 1815. — Ouvrage justement estimé.

Sur les maladies nerveuses.

TRAITÉ *des maladies nerveuses, hypocondriaques et hystériques*, par ROBERT WHITT, trad. de l'anglais, 2 vol. in-12, Paris, 1777.

TRAITÉ *des nerfs et de leurs maladies*, par TISSOT, 4 vol. in-12, 1782.

RECHERCHES *historiques et médicales sur l'hypocondrie, isolées par l'observation et l'analyse de l'hystérie et de la mélancolie*, par LONGER VILLERMAY, Paris, 1806, 2 vol. in-8°.

RECHERCHES *sur les maladies nerveuses en*

général, et en particulier sur le siége, la nature et le traitement de l'hystérie, de l'hypocondrie, de l'épilepsie et de l'asthme convulsif, par GEORGET. Paris, 1822, 2 vol. in-8°.—12 fr. — On fera bien de faire marcher ensemble la lecture de es deux ouvrages, afin de mieux saisir par le parallèle, ce qu'ils contiennent de neuf et de véritablement important; mais surtout afin de corriger par l'un ce que l'autre a de trop exclusif, et réciproquement.

Sur les maladies lymphatiques.

DE L'INFLAMMATION *des vaisseaux absorbans, lymphatiques, dermoïdes et sous-cutanés*, etc., par ALLARD, 2e édit., Paris, 1824, in-8°. — 6 fr. — L'auteur a présenté avec beaucoup de clarté et de précision, l'histoire de cet ordre important de maladies, et les planches qu'il y a jointes, ajoutent un nouveau prix à son livre.

Sur les maladies de la peau.

DESCRIPTION *des maladies de la peau observées à l'hôpital Saint-Louis; et exposition des meilleures méthodes suivies pour leur traitement.*

par M. ALIBERT (1), in-f° avec planches coloriées. — Ce magnifique ouvrage qui touche à sa fin, sera un monument élevé par son illustre auteur à la médecine du 19e siècle. Les 11e et 12e livraisons sont en ce moment sous presse; l'auteur de ce *résumé*, a rédigé la dernière sous les yeux de M. Alibert; elle contient l'histoire anatomique, physiologique et pathologique de l'enveloppe tégumentaire.

Sur les maladies de poitrine.

DE L'AUSCULTATION *médicale*, etc., par M. LAENNEC, 2 vol. in-8°, 2e édit., Paris, 1826. — On désirerait en général plus de précision dans cet ouvrage, où se trouvent d'ailleurs des observations fort importantes, et les premiers documens sur l'emploi du *stéthoscope*.

CLINIQUE *de la charité*, 2e *vol. maladies de poitrine*, par ANDRAL fils, Paris, 1825, in-8°. — Ce volume est bien supérieur à celui que l'auteur a publié précédemment *sur les fièvres*. Les observations y sont parfaitement présentées, les principes exposés avec clarté, et les conséquences heureusement déduites.

(1) Cet ouvrage réimprimé in-8, avec planches coloriées, se trouve chez A. Wahlen, lib.-impr. de la Cour, à Bruxelles.

TRAITÉ *de la structure du cœur, de son action et de ses maladies*, par SENAC, 2 vol. in-4°, 1774, édit. publiée par M. *Portal*, et qui est la meilleure. — Cet ouvrage a perdu beaucoup de son prix par la publication *du beau traité des maladies du cœur de* CORVISART. (Voy. biogr.)

TRAITÉ *des maladies du cœur et des gros vaisseaux*, par BERTIN, rédigé par *Bouillaud*, 1 vol. in-8°, Paris, 1824. — 7 fr.—C'est la monographie la plus complète que nous possédions en ce genre, et dans laquelle sont consignés les faits les plus curieux et les plus intéressans.

Sur les maladies cérébrales.

RECHERCHES *anatomico-pathologiques sur l'encéphale et ses dépendances*, par LALLEMAND, 1re, 2e, 3e et 4e lettres, 2e édition, Paris, 1825.—12 fr. — Riche de faits, cet ouvrage se distingue encore par un rare talent d'analyse, d'exposition et de style. Guide sûr dans la pratique, il peut être considéré comme la production médicale la plus remarquable de l'époque.

TRAITÉ *clinique et physiologique de l'encéphalite, ou inflammation du cerveau et de ses suites;* par BOUILLAND, 1 vol. in-8°, Paris, 1825. —6 fr.

— L'auteur, marchant sur les traces du précédent, s'est efforcé d'éclairer encore le diagnostic des maladies du cerveau, et il a fait preuve d'un véritable talent. Ces deux ouvrages réunis peuvent donner une idée assez complète de la pathologie de l'encéphale dans l'état actuel de la science.

Sur les maladies mentales.

TRAITÉ *médico-philosophique de l'aliénation mentale*, par PINEL, 1819, in-8°. — Ce livre ne se recommande pas seulement par la précision et la clarté qui sont les qualités propres à tous les travaux littéraires de son illustre auteur ; il se distingue encore par la noblesse des sentimens et l'élévation des vues philanthropiques.

TRAITÉ *pratique de la folie*, par GEORGET, 2ᵉ édit., 1 vol. in-8°, Paris, 1826. — Cet ouvrage est digne de l'estime dont jouit son auteur.

DU SUICIDE *et de l'hypocondrie ; considérations sur ces maladies, leur siége, leurs symptômes et les moyens d'en arrêter les progrès*, par FALRET, 1 vol. in-8°, Paris 1822. — Ouvrage estimable sous plusieurs rapports. A ces ouvrages nous ajouterons les suivans sans qualification spéciale :

L'ART *de prolonger la vie*, par HUFELAND,

trad. de l'all. par *Jourdan*, in-8°, Paris, 1824.—
6 fr.

LA SOLITUDE de Zimmermann, nouv. trad.
(*par le même*), in-8°, 2 vol., Paris, 1826.

TRAITÉ *des maladies vénériennes* (*par le
même*), 2 vol. in-8°, Paris, 1826.

AVIS *aux gens de lettres sur leur santé*, par
Tissot; nouv. édit. avec une notice sur la vie et les
ouvrages de l'auteur, par *Boisseau*, 1 vol. in-18,
Paris, 1825.

Dictionnaires et recueils périodiques.

DICTIONNAIRE *des sciences médicales*, 60 vol.
in-8°, vaste et utile dépôt où l'on trouve réunies une
foule de connaissances qui, sans être absolument médicales, ne sauraient néanmoins être ignorées du
médecin, et procureront aux personnes du monde
une lecture aussi instructive qu'agréable.

DICTIONNAIRE *abrégé des sciences médicales*,
en 15 vol. in-8°. — La science y a été réduite à sa
plus simple expression, c'est-à-dire qu'il ne renferme que les connaissances positives et d'application.

DICTIONNAIRE *de médecine*, en 18 vol. in-8°.

— Cet ouvrage contient l'exposition impartiale des diverses doctrines médicales; il se recommande par le nom de ses collaborateurs.

JOURNAL *universel des sciences médicales*, rédigé par M. le docteur REGNAULT. — 36 fr. par an. 10e année. — Il se recommande par une rédaction qui, sans rien ôter à la solidité des idées scientifiques, en rend la lecture facile et même agréable aux gens du monde où il est très-répandu; il est celui où les opinions exclusives de M. Broussais, ont été primitivement combattues et réfutées.

JOURNAL *complémentaire* DES SCIENCES MÉDICALES, par M. le docteur JOURDAN. — Ce recueil offre, outre l'intérêt scientifique des articles, l'avantage immense d'être au courant des littératures médicales étrangères et particulièrement de la littérature allemande.

BULLETIN *universel des sciences*. Dirigé par M. de FÉRUSSAC. 3e sect. *Sciences médicales.* 12 nos — 22 fr. — Rédacteur principal, M. le docteur DEFERMON; ce recueil est digne de l'important ouvrage dont il forme une des divisions : il tient au courant des progrès journaliers des diverses branches de l'art de guérir.

ARCHIVES *générales de médecine.*—Pr. 26 fr.

Revue médicale française et étrangère, par M. le docteur Dupau. — 27 fr.

ANNALES *de la médecine physiologique,* par M. Broussais. — 27 fr.

GAZETTE *de santé,* par M. Miquel, tous les 10 jours. — 18 fr.

JOURNAL *général de la société de médecine de Paris,* dirigé par M. Gaultier de Claubry. — 23 fr.

BIBLIOTHÈQUE (nouvelle) *médicale et recueil de médecine vétérinaire,* rédigé par MM. les docteurs Jolly et Girard fils. — 32 fr.

Chacun de ces recueils, qu'il était impossible d'indiquer ici avec plus de détails, offre son caractère spécial d'intérêt et d'utilité, qui le recommande éminemment à l'attention des lecteurs.

VOCABULAIRE

DES MOTS TECHNIQUES

DE LA

PATHOLOGIE INTERNE.

———

A

ABCÈS. Toute collection de *pus* dans une cavité, accidentelle ou naturelle, 65.

ACCÈS. Désigne particulièrement le retour des phénomènes qui appartiennent aux *fièvres intermittentes*, 57.

ACUPUNCTURE. Introduction d'une aiguille dans l'épaisseur des *tissus* ; procédé importé de la Chine, 177.

ADYNAMIQUE. *Adynamie.* — Privation de forces. (*ὰ* priv. et de *δύναμις, dunamis*, force.) Qui est privé de forces, 57, 149.

ALIÉNATION MENTALE. 217. Voy. MANIE.

AMAUROSE. (*ἀμαυρόω, amoroô*, j'obscurcis.) *Paralysie* de la membrane sentante de l'œil, nommée *rétine*, 168.

ANALEPTIQUES. Nom des médicamens ou plutôt des alimens destinés à réparer les forces, 173.

ANATOMIE. Voy. ce *Résumé*.

ANATOMIE PATHOLOGIQUE. Description des tissus malades, 27.

ANGINE. (*Angere*, étrangler.) Inflammation de la gorge, 114.

ANTIDOTE. (ἀντι, *anti*, contre, et de διδόναι, *didonai*, donner.) Nom donné aux substances qu'on croit neutraliser les poisons; elles sont peu nombreuses, 202.

ANTISPASMODIQUE. Substances médicamenteuses, synonyme de calmant, 137.

APHRODISIAQUE. (ἀφροδίτη, *aphrodite*, Vénus.) Moyens qui excitent au plaisir de l'amour, 135.

APYREXIE. (ἀ *privatif*, πυρετὸς, *pyretos*, fièvre.) Temps intermédiaire aux *accès* dans les *fièvres intermittentes*, 57 et 136.

ARÉOLE. Cercle rouge qui circonscrit les boutons de vaccine, etc., 48.

ASCITE. (ασκὸς, *ascos*, outre.) *Hydropisie* du bas-ventre, 83.

ASPHYXIE. (de ἀ privatif et σφύξις, *sphuxis*, pouls.) Suspension des phénomènes respiratoires et de la circulation, *par submersion*, — *par les gaz non respirables*, 159 et 160.

ASTHME. (de ἄω, *aô*, je respire.) Difficulté de respirer, état qui n'est le plus souvent que *symptômatique*, 215.

ASTHÉNIE. (Asthenia, de ἀ priv. et σθένος, *sthenos*, force.) Privation de force, 141. — vraie, 151. — fausse, 143.— générale, 153.— locale, 165. — consécutive, 166. — primitive, 168.

ASTHÉNIQUE ; qui est privé de force , 144.

ATAXIQUES (*Fièvres*), (de ἀ priv. et τάξις , *taxis* , ordre.) Nom proposé pour remplacer celui de fièvre maligne. — *irrégulières*.

ATROPHIE. (Atrophia, de ἀ priv. et de τροφὴ , *tro-phè* , nourriture.) Desséchement des organes par défaut de nutrition , 152.

B

BOULIMIE. (Bulimus, de βοῦ , *bou* , particule aug-mentative, et de λιμὸς , *limos* , faim.) On se sert de la périphrase *faim de bœuf* , pour caractériser cette *névrose* de l'estomac.

BOURBILLON. Pus épaissi qui forme le clou.

C

CANCER. (En latin et en grec signifie *crabe*) ; mala-die résultant d'une inflammation chronique af-freuse, qui a pour caractère de dénaturer ou dé-truire les tissus vivans , 74.

CATARRHE. Inflammation des membranes muqueu-ses ou peau interne. — Pulmonaire , de celle des poumons , 110.

CAUSTIQUE. (Causticus, de καίω , *kaïo* , je brûle) ; moyens et substances employés pour brûler la peau ; Voy. *Moxa* , *pierre infernale* , etc. , 208.

CAUTÉRISATION. (Caustica adustio) ; action des *caustiques* sur la peau , 209.

CERVEAU. (Encephale cerebrum.) Organe matériel

de l'intelligence, Voy. *les Résumés d'anat. et de physiol.*

CHIRURGIE. Voy. ce *Résumé.*

CHOLERA-MORBUS. Irritation de la membrane muqueuse de l'estomac et des entrailles; — de l'Inde, qui règne particulièrement dans cette contrée.

CHRONIQUE.(Chronicus, de χρόνος, *khronos,* temps.) désigne toute maladie longue, 215.

CHRONICITÉ. État chronique d'une maladie.

CLOU. Nom vulgaire du *furoncle,* 64.

COMMOTION. Secousse ou ébranlement profond, qui peut déterminer une mort soudaine, 163.

CONGESTION. Accumulation d'un liquide dans un organe quelconque, 60, 101.

CONSOMPTION. Voy. Marasme.

CONSTITUTION. (Stare cum). En PHYSIOLOGIE le mot *constitution* est synonyme de *complexion.* Il désigne le mode d'organisation propre aux individus, 43.

CONTAGION. Transmission d'une maladie par le contact, 184.

CONVULSION. (Convulsio, de convellere, ébranler.) Secousse générale ou partielle du corps, 92.

CORYSA. Inflammation de la membrane interne (pituitaire) du nez.

CRÉTINISME. État misérable de l'organisation, dans lequel l'*idiotisme* le plus complet s'allie à la constitution physique la plus chétive, mais en même temps avec une dégoûtante lascivité. Les individus ainsi disgraciés, qui abondaient autrefois dans le *Valais*, étaient l'objet d'une grande vénération, et d'une sorte de culte dans les familles. 210.

CRISES (κρίσις, *krisis*, jugement), phénomènes spontanés qui terminent quelquefois les maladies, 110. — Vraies, fausses, 111.

CROUP. Mot écossais qui désigne l'*angine membraneuse*, dont sont particulièrement atteints les enfans, 70.

CYCLIQUE (Règle). Procédé curatif employé par les méthodistes, et consistant à faire parcourir aux malades un cercle déterminé de médicamens.

D

DÉBILITÉ. Voy. ASTHÉNIE.

DÉLIRE. Perversion d'une ou plusieurs facultés intellectuelles ou affectives, qui se montre tantôt dans les paroles, tantôt dans les actions et les simples gestes du malade, 47.

DIAGNOSTIC. (de διαγινώσκω, *diaginôscô*, je connais.) Discernement de l'état sain ou morbide présent, par le moyen des signes que fournit à l'observateur l'examen de l'habitude extérieure du corps et de ses différentes fonctions, 38.

DIAPHRAGME. Voy. L'ANATOMIE.

DIÉTÉTIQUE. (δίαιτα, *diaita*). Sont ainsi appelés tous les moyens mis en usage, indépendamment des *remèdes* proprement dits, pour soulager ou guérir les maladies, 11 et 124.

DOGMATIQUE. Nom d'une secte de médecins. 9.

DYSSENTERIE. (δῦς, *dus*, mal, ἔντερον, *entéron*, intestins.) Hémorrhagie intestinale, 97.

E

ÉCLECTISME, Secte éclectique, c'est-à-dire choisissante, (du verbe ἐκλέγω, *eclego*, je choisis.) Consiste, en philosophie comme en médecine, à préférer ce qu'il y a de meilleur dans chaque système, 14.

ÉCONOMIE. On entend par économie animale, l'ensemble des parties dont se compose l'organisation des animaux, 43.

ÉCROUELLES. Voyez SCROFULES.

EMPOISONNEMENT. Accident produit par l'introduction des poisons, 197.

EMPIRIQUE, (ἐμπειρία, *empeiria*, expérience.) Nom donné à une secte de médecins qui rejetaient toute théorie et ne consultaient que l'expérience. C'est l'opposé des *Dogmatiques*, 11.

ENCÉPHALITE. (ἐν, *en*, dans, κεφαλή, *kephalê*, tête.) Inflammation du cerveau, 109.

ENDÉMIE. (de ἐν, *en*, dans, et de δῆμος, *démos*, peuple.) Maladie régnant exclusivement dans une *contrée*, 203.

ENGORGEMENT. Embarras qui se forme dans les vaisseaux d'un organe, et y cause une augmentation de volume, 65.

ÉPIDÉMIE. (ἐπὶ, *épi*, sur, δῆμος, *démos*, peuple.) Maladie régnant d'une manière générale sur une population, 203.

ÉPILEPSIE. (ἐπίληψις, epileipsis.) Nom d'une maladie nerveuse caractérisée par la perte des sens, un état convulsif et l'écume à la bouche, 218.

ÉPISTAXIS. (ἐπί, épi, sur, στάξω, stazô, je coule.) Hémorrhagie nasale ou saignement du nez, 97.

ÉRÉTHISME. (Erethismus.) Sentiment d'irritation, d'agacement local ou général, 89.

ÉRUPTIVES (Maladies). Affections dans lesquelles la peau est le siége de boutons, de taches et autres phénomènes de même nature.

ÉRYSIPÈLE. (ἐρύω, eruô, j'attire, πέλας, pélas, proche.) Inflammation de la peau caractérisée par un rouge vif, une chaleur âcre, etc., 136.

ESQUINANCIE. Voyez Angine.

ESTOMAC. Voyez ANATOMIE et PHYSIOLOGIE.

ÉTIOLOGIE. (de αἰτία, aitia, cause, et de λόγος, logos, discours.) On donne ce nom à une branche de la pathologie qui a pour objet la connaissance des causes des maladies, 39.

EXCITATION. Impression qui réveille l'activité d'un organe ou d'un appareil d'organes, 42. — Générale, 175. — Partielle, 178.

EXSANGUE. (Ex, hors, et sanguis, sang.) Privé de sang.

F

FÉBRIFUGE. Médicamens qui combattent les fièvres intermittentes; tel est le quinquina. — On emploie aussi dans le même sens les mots *alexipyré-tique* et *antipyrétique*, 135, 201.

FÉBRILE. qui a rapport à la *fièvre.* — Mouvement fébrile, pouls fébrile, 51.

FIÈVRES. (Febres.) Nom qu'on donnait autrefois à certaines maladies, parce qu'on les croyait *primitives*; tandis qu'on reconnaît aujourd'hui qu'elles sont toujours *secondaires*, c'est-à-dire dépendant d'une *irritation* quelconque, 49. — Maligne, 54, 56. — Cérébrale, 53. — Pernicieuse, 60. — Jaune, 185 et 203.

FLUXION. Afflux des humeurs dans les organes, 39.

FOLIE. Voyez MANIE.

FONCTIONS. Action d'un organe ou d'un système d'organes, 45. Voy. la PHYSIOLOGIE.

FURONCLE. Petite inflammation de la peau, qui se termine par la sortie d'une agglomération du tissu cellulaire nommée *bourbillon.*

G

GALÉNISME. Doctrine de *Galien.* Elle reposait en partie sur l'*humorisme*, 17.

GASTRITE. (Gastritis, γαστήρ, *gaster*, estomac.) Inflammation de l'estomac, 70.

GASTRO-ENTÉRITE. (γαστήρ, *gaster*, estomac, et ἔντερον, *enteron*, intestins.) Inflammation simultanée de ces deux organes, 71.

GANGRÈNE. Mort des tissus, à la suite de l'*inflammation*, 75.

GLANDE (glandula, de glans). Organe lymphatique où se fait la sécrétion des fluides du corps vivant. — Voy. ANATOMIE.

GOITRE. (Guttur, gorge.) Engorgement de la glande tyroïde, 205.

GOUTTE. (Arthritis, de ἄρθρον, *arthron*, articulation.) Inflammation chronique des tissus fibreux articulaires, 215. — SEREINE. 168. — Voyez AMAUROSE.

H

HÉMATÉMÈSE. (αἷμα, *aïma*, sang, ἐμέω, *emeô*, je vomis.) Vomissement de sang, 97.

HÉMATURIE. (αἷμα, *aïma*, sang, ῥέω, *rheo*, je coule.) Pissement de sang, 97.

HÉMIPLÉGIQUE. (ἥμισυς, *hémisus*, moitié, et de πλέκω, *plekô*, je frappe.) Paralysie de la moitié inférieure du corps, 179.

HÉMOPTYSIE. (αἷμα, *aïma*, sang, et de πτύω, *ptuô*, je crache.) *Hémorrhagie* pulmonaire, 80.

HÉMORRHAGIE. (αἷμα, *aïma*, sang, et ῥήγνυμι, *rhégnumi*, je romps.) Écoulement de sang. — interne, 98 — externe, 95.

HÉMORRHOÏDES. Dilatation et engorgement des veines de l'anus.

HÉPATITE. (ἧπαρ, *hepar*, foie.) Inflammation du foie.

HUMORISTE, HUMORISME. On désigne sous le titre d'humoriste, une théorie pathologique fondée sur le rôle principal que les humeurs du corps humain sont supposées jouer dans le développement des maladies, 26.

HYDROCÉPHALE. (Hydrocephalum, de ὕδωρ, *hudôr* eau, et κεφαλὴ, *kephalé*, tête.) Hydropisie du cerveau, 83.

HYDRO-CYANIQUE (Acide). Voy. LA CHIMIE.

HYDROPHOBIE. (Hydrophobia, ὕδωρ, *hudôr*, eau; φόβος, *phobos*, aversion.) Synonyme de *rage*, 208.

HYDROPISIE. (Hydrops, ὕδωρ, *hudôr*, eau, ὢψ, *ôps*, apparence.) Épanchement d'un liquide séreux, ayant l'aspect de l'eau, 83.

HYDROTHORAX. (ὕδωρ, *hudôr*, eau; et θώραξ, *thôrax*, poitrine.) Hydropisie de poitrine, 83.

HYGIÈNE. Voy. ce RÉSUMÉ.

HYPOCONDRIE. (Hypocondria, de ὑπὸ, *hupo*, sous, et de χόνδρος, *chondros*, cartilage.) Maladie nerveuse dont le siége est souvent l'estomac, qui est placé au-dessous du cartilage xiphoïde du sternum, 216.

HYSTÉRIE. (Histeria, de ὑστέρα, *hustéra*, matrice.) Névrose de la matrice, 88.

I

IDIOPATHIQUE. (Maladie.) (ἴδιος, *idios*, propre, et πάθος, *pathos*, maladie.) Maladies qui ne sont liées à aucune autre. C'est le contraire de *sympathique*, 38.

IDIOSYNCRASIE. (Idiosyncrasis, de ἴδιος, *idios*, propre, σὺν, *sun*, avec, et κρᾶσις, *krasis*, constitution.) Disposition physique, particulière de chaque individu, 214.

INCITABILITÉ. *Voy.* Irritabilité, 176.

INDURATION. Voy. SQUIRRHE.

INFLAMMATION. (Inflammatio, de *in*, dans, et de *flamma*, flamme, feu.) Nom donné vulgairement aux phlegmasies, à raison de la chaleur qui en est un des principaux phénomènes, 66.

INOCULATION. (Inoculare, greffer.) Introduction artificielle d'un virus, et particulièrement du *virus variolique* et du *vaccin*, sous l'épiderme, 26.

INTERMITTENCE. (Intermissio.) Intervalle d'un accès fébrile à l'autre, 57.

IRRITABILITÉ. Propriété qu'ont les tissus vivans de *ressentir et de manifester* l'impression des corps, 176.

IRRITATION. État d'une partie vivante, dont l'excitation naturelle est trop accrue, 42.

K

KYSTE. (κύστις, *kustis*, vessie.) Poche membraneuse, contenant un fluide épanché, 101.

L

LANCINANT. (Lancea, lance.) Douleur qui consiste dans des élancemens comparables à ceux que produirait un instrument acéré, 68.

LARYNGITE. Voy. *Croup.*

LAZARET. Lieux consacrés à la séquestration de l'équipage des vaisseaux en quarantaine, 207.

LÈPRE. (λέπος, *lepos*, écaille.) Maladie cutanée qu'on croit originaire de la Palestine, et dont l'origine remonterait dès-lors aux croisades. On en distingue plusieurs espèces, 205.

LYPOTHIMIE, 163. Voy. SYNCOPE.

M

MALIGNITÉ. On appelait ainsi le caractère grave d'une maladie affectant le cerveau, 54.

MANIE. (Mania.) Aberration générale des facultés intellectuelles. Synonyme de démence, 216.

MARASME. (Marasmus, de μαραίνω, maraino, je dessèche.) Épuisement à la suite de toute affection chronique, 83.

MATIÈRE MÉDICALE. Voyez le résumé de MATIÈRE MÉDICALE et de THÉRAPEUTIQUE.

MEMBRANE. (μήνιξ, menix.) Nom d'organes minces, en forme de toile, qui revêtent en général les cavités, 70. — Séreuse. — Muqueuse. — Cutanée, etc., Voy. L'ANATOMIE.

MÉNINGITE. Inflammation des membranes du cerveau. Voy. PHRÉNÉSIE.

MÉTASYNCRISE. (μετὰ, meta, changement, σύγκρινο, suncrino, j'amasse.) Exprime le travail nutritif des organes. Les latins le traduisent par celui de recorporatio, 13.

MÉTHODISTES. Secte de médecins, dont Thémison fut le chef, 106.

MIASME. (μίασμα, miasma, souillure.) Mot qui sert à désigner toute espèce d'exhalaisons animales ou végétales délétères, 163.

MONOMANIE. (Monomania, de μόνος, monos, seul,

et de *μανία*, *mania*, folie.) Aberration d'un seul ordre d'idées, 216.

MOXA. Cylindre de coton qu'on brûle sur la peau; moyen révulsif, 130.

N

NÉVRALGIE. (Nevralgia, de *νεῦρον*, *neuron*, nerf, et *ἄλγος*, *algos*, douleur.) Inflammation des nerfs, 90.

NÉVROSES. (Neuroses, de *νεῦρον*, nerf.) Irritations nerveuses, 86.

NOSOGRAPHIE. (*νόσος*, *nosos*, maladie; *γράφω*, *graphô*, je décris.) Ce mot signifie littéralement : description des maladies, 40.

NOSOLOGIE. (De *νόσος*, *nosos*, maladie, et *λόγος*, *logos*, discours.) Employé pour exprimer la classification des maladies.

O

OBSTÉTRIQUE (Art). Pratique des accouchemens. Voy. RÉSUMÉ DE CHIRURGIE.

ODONTALGIE. (*ὀδούς*, *odous*, génitif *ὀδόντος*, *odontos*, dent, et *ἄλγος*, *algos*, douleur.) Maux de dents, 91.

OPIUM. (D'*ὀπός*, *opos*, suc, liqueur.) Suc concret du *papaver somniferum* de Linnée, 138. Voy. BOTANIQUE et PHARMACOLOGIE.

OPHTHALMIE. (Ophthalmia, de *ὀφθαλμός*, *ophthalmos*, œil.) Inflammation de l'œil, 67.

OPTIQUE (Nerf), 168. Voyez l'ANATOMIE.

ORGANE. (ὄργανον, *organon*, instrument.) Parties constituantes des corps vivans, végétaux et animaux, 37.

OSTÉO-SARCOME. (de ὀστέον, *ostéon*, os; et σάρξ, *sarx*, chair.) Carnification cancéreuse des os, 77.

OTITE. (Otitis, οὖς, ὠτός, *ous*, *ôtos*, oreille.) Inflammation de l'oreille, 67.

P

PANARIS. Inflammation phlegmoneuse des doigts, 64.

PARALYSIE. (De παραλύω, *paraluô*, je résous.) Destruction du mouvement et de la sensibilité, 165.

PARENCHYME. (De παρέγχυμα, *parenchuma*.) Tissu qui forme la base et comme la charpente de certains organes, 70. Voy. l'ANATOMIE.

PATHOLOGIE. (De πάθος, *pathos*, maladie, et de λόγος, *logos*, discours.) Branche de la médecine qui s'occupe de l'étude des maladies. — Interne ou médicale : objet de ce Traité; — externe ou chirurgicale, voy. la CHIRURGIE.

PÉRIODIQUE, PÉRIODICITÉ. Qui cesse et revient par intervalles. On donne cette épithète à certaines maladies, telles que les fièvres intermittentes, l'épilepsie, etc., 51.

PÉRIPNEUMONIE. (De περὶ, *peri*, autour, et de πνεύμων, *pneumôn*, poumon.) Inflammation du poumon, 149.

PÉRITONITE. (περὶ, *peri*, autour; τοῖχος, *toïchos*,

paroi, péritoine.) Inflammation de la membrane séreuse qui enveloppe les viscères abdominaux, 71.

PESTE. (Pestis.) Maladie qui règne principalement dans le Levant, qui est caractérisée pas des *bubons* aux aisselles et aux aînes, et qu'on regarde comme contagieuse, 185.

PHARMACEUTIQUE. Voyez le Résumé de MATIÈRE MÉDICALE, 11.

PHLEGMASIE. (De φλέγω, *phlegô*, je brûle.) Nom générique donné aux maladies plus généralement connues sous le nom d'*inflammations*, 47, 60.

PHRÉNÉSIE. (Phrenitis, de φρεν, *phren*, esprit.) Inflammation des membranes du cerveau, avec délire violent, 194. Voy. *Fièvres malignes, cérébrales, etc.*

PHTHISIE. (De φθίω, *phtiô*, je sèche.) Consomption, suite d'une inflammation désorganisatrice, 215; — pulmonaire, *ibid.*

PHYSIOLOGIE. Voy. ce Résumé.

PLEURÉSIE. (Pleuritis, πλευρὰ, *pleura*, plèvre.) Inflammation de la plèvre ou membrane séreuse qui enveloppe les poumons, 70.

PLIQUE. Maladie qui affecte particulièrement les cheveux. M. Alibert en admet trois espèces, 206.

PNEUMATISTES. Secte de médecins, dont le chef était *Athénée*, et qui faisaient consister la santé et la maladie dans les divers rapports d'un élément qu'ils nommaient *pneuma*, air, esprit, avec les autres principes élémentaires, 14.

POISONS. Voy. la *Toxicologie* du RÉSUMÉ DE CHI-
MIE.

POLYPHARMACIE. (πολύς, *polus*, beaucoup, et
φαρμάκον, *pharmacon*, remède.) Manie des remèdes, 17.

POUMON. Voy. l'ANATOMIE.

PRONOSTIC. (πρὸ, *prò*, d'avance; γινώσκω, *gi-*
nôscô, je connais.) Prévoyance de l'issue des maladies, 38.

PROPHYLACTIQUE. (προφυλάσσω, *prophulassô*,
je garantis.) Moyens qui préviennent les maladies.

PRURIT. Démangeaison vive, 48.

PUS. C'est le produit d'un degré de l'inflammation.
Le vulgaire le connaît sous le nom d'*humeur*, 66.

PUTRIDITÉ. Caractère de certaines maladies, admis
par les humoristes, 54.

PYRÉTOLOGIE. (πυρετὸς , *pyretos*, fièvre; λόγος,
logos, discours.) Traité sur les fièvres, 54.

Q

QUARANTAINE. Intervalle d'isolement que subissent
les vaisseaux arrivant d'un pays que l'on suppose
infecté, avant de communiquer avec les habitans
des ports où ils abordent, 207.

QUINQUINA. Écorce d'un arbre du Pérou. On en distingue plusieurs espèces. Voy. FÉBRIFUGE et le
Résumé de BOTANIQUE, 201.

R

RAGE. Névrose redoutable, caractérisée par l'horreur de l'eau et des corps luisans, l'envie de mordre, et qu'on croit transmissible par un virus spécial, 189.

RÉSOLUTION. Terminaison la plus favorable des *inflammations*, 73.

RÉVULSION, révulsif. (Revellere, détourner.) Action propre à éloigner les humeurs qui affluent dans certains organes, 125.

RHUMATISME. (ρευμα, *rheuma*, fluxion.) Inflammation des muscles ou des articulations, 219. — Musculaire, articulaire, 70.

RHUME. Voy. CATARRHE.

ROUGEOLE. Maladie éruptive, fébrile.

S

SAIGNÉE. Moyen débilitant direct ou anti-phlogistique, 118. Voy. la CHIRURGIE.

SANGSUES. Voy. SAIGNÉES, 120.

SANIE. (Sanies.) Matière séreuse corrompue, qui sort de certains ulcères, 189.

SCARLATINE (Fièvre). Éruption caractérisée par de petites taches rouges.

SCIATIQUE (Nerf). (*Ischiaticus*, d'ἰσχίον, *ischion*, hanche). Voy. le Résumé d'ANATOMIE. — *Rhumatisme*, inflammation du nerf sciatique, 91.

SCORBUT. Maladie dont on a attribué la cause à l'altération directe du sang, et qui s'annonce par le ramollissement des gencives, des taches à la peau et de fréquentes *hémorrhagies*, 18.

SCROFULES. (Strumæ, de χοιράς, *choïras*, truie), parce que cette maladie lymphatique affecte ces animaux, 78.

SÉCRÉTOIRE. (Secernere, séparer.) On a donné ce nom aux vaisseaux et aux glandes, dans lesquels se font les sécrétions, 47. Voy. la PHYSIOLOGIE.

SÉTON. Mèche passée à travers les tissus, pour produire une suppuration : moyen révulsif, 130.

SEXDIGITAIRE. (De *sex*, six ; *digitus*, doigt.) Se dit des mains qui ont six doigts, 212.

SIDÉRATION. (*Sidus, sideris*, astre.) On appliquait ce mot à toute affection grave, subite, parce qu'on la croyait produite par l'influence céleste, 163.

SIMPLES. Nom vulgaire des plantes médicinales, 3.

SINAPISME, SINAPISÉ. Cataplasme de moutarde : moyen révulsif, 129.

SOLIDISME. Doctrine des solidistes. Secte de médecins qui n'accordent aux liquides qu'un rôle passif et tout-à-fait secondaire dans les phénomènes de la vie, qui, selon eux, réside essentiellement dans les solides, 24.

SQUIRRHE. (σκίρος, *schiros*, morceau de marbre.) Mot qui désigne un certain degré d'inflammation chronique, dans lequel les organes ont pris une dureté extrème, 74.

STHÉNIE. (*Sthenia*, de σθένος, *sthenos*, force.) Cet état est opposé à celui de faiblesse ou *asthénie* ; il constitue le principe de toutes les maladies inflammatoires et irritatives.

STÉTHOSCOPE (ou Pectoriloque). Cylindre creux qu'on applique sur les parois de la poitrine, et à travers lequel l'oreille perçoit les divers bruits que l'air produit dans les poumons, etc., 30 et 69.

SUPPURATION. Formation, dans les tissus enflammés, d'un liquide nommé *pus*, 73.

SYMPATHIE, SYMPATHIQUE. (De συν, *sun*, avec, et de πάθος, *pathos*, passion, affection.) Moyen de communication ou de généralisation des maladies, 165.

SYMPTOME, SYMPTOMATIQUE. (Symptoma, de σὺν, *sun*, avec, et de πίπτω, *piptô*, je tombe, j'arrive.) Signe, accident dont on tire quelque présage, quelque conséquence dans les maladies, 37. — *Idiopathique*, — *symphatique*, 38.

SYNCOPE. (De συγκόπτω, *suncopto*, j'abats); parce que la défaillance est le symptôme principal de cet état, 16.

SYPHILIS. Nom de la maladie vénérienne, 187.

T

TEMPÉRAMENT. Caractère physique particulier à chaque individu. On dit tempérament sanguin, lymphatique, nerveux, 43.

TÉTANOS. (*Tétanos*, de τείνω, *teinô*, je tends). Roideur ou tension extrême d'une ou de plusieurs parties du corps, 92.

TIC DOULOUREUX. Mouvement convulsif des muscles du visage, 91.

TONIQUES. Substances qui raniment l'énergie vitale et musculaire, 171.

TRISMUS. (τρισμὸς, *trismos*, de τρίξω, *trizô*, je grince.) Contraction convulsive de la mâchoire inférieure.

TUBERCULES. (*Tuber*, bosse.) Ce mot désigne, en médecine, de petites tumeurs blanches lymphatiques, 215.

TYPE. Ordre suivant lequel se montrent et se succèdent les symptômes d'une maladie. Il est continu, intermittent, ou rémittent, quotidien, tierce, quarte, etc., 43, 57.

TYPHUS. (De τύφος, *tuphos*, stupeur). Maladie grave, caractérisée par les accidens des fièvres nommées autrefois *putride* et *maligne*, 185.

V

VACCINE. Maladie boutonneuse qui affecte le pis des vaches et dont on a extrait le *virus* préservatif de la *petite-vérole*, 187.

VARIOLE, VARIOLOIDE, VARRICELLE. Nom médical de la *petite-vérole* et de quelques éruptions analogues, 17.

VENIN. Liquide malfaisant que fournissent certains animaux, tels que la vipère, 191.

VENTOUSE. (Cucurbitula.) Petite cloche en verre ou en métal, qu'on applique sur la peau, et dans laquelle on raréfie l'air, en le soutirant en partie, ou bien en y brûlant quelque substance, et dont l'effet est de provoquer une excitation artificielle de la peau. — *à scarificateur*, 209.

VÉROLE. Voy. SYPHILIS.

——————— PETITE. Voy. VARIOLE.

VÉSICATOIRE. Emplâtre fait avec les cantharides : moyen révulsif, 129.

VIRUS. Mot latin qui signifie poison, et qu'on a appliqué à certaines humeurs qu'on croit susceptibles de développer des maladies particulières, 186.

VIVI-SECTION. Expérience sur les animaux vivans, 28.

FIN DE LA PATHOLOGIE INTERNE.

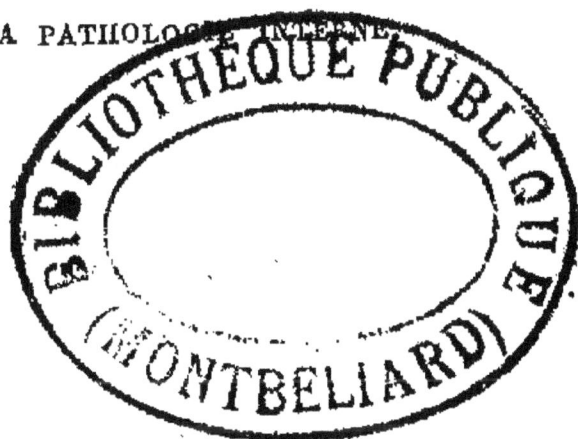

PRINCIPAUX TRAITÉS DE L'ENCYCLOPÉDIE.

1° Sciences physiques et d'observation.   2° Sciences morales et de raisonnem.   3° Sciences littér. et d'imagination.

Physique.	Arithmétique.	Théorie des langues.
Mécanique.	Mathématiques.	Ecriture.
Astronomie.	Géométrie.	Rhétorique.
Météorologie.	Philosophie.	Littérature.
Chimie.	Physiognomie.	Poétique.
Géologie.	Religion et Morale.	Musique.
Minéralogie.	Législation.	Chorégraphie.
Botanique.	Politique.	Peinture.
Agriculture.	Economie publiq.	Archéologie.
Zoologie.	Commerce.	Science héraldique.
Anatomie et physiol.	Navigation.	Géographie.
Médecine, etc.	Guerre, etc.	Histoire, etc., etc.

Nota. Plusieurs de ces sciences, d'après leur étendue et leurs divisions, se subdiviseront en plusieurs autres et formeront ainsi plusieurs traités distincts.

CONDITIONS DE LA SOUSCRIPTION.

Le prix de chaque volume sera de 2 fr. 50 c., pour les 300 premiers Souscripteurs, qui auront en outre les premiers tirages des planches et leur exemplaire sur papier vélin superfin.

Pour être Souscripteur, il suffit de s'inscrire chez

www.ingramcontent.com/pod-product-compliance
Lightning Source LLC
Chambersburg PA
CBHW060418200326
41518CB00009B/1394